心脏安全行动家系列丛书

# 运动心脏病学
## 从筛查诊断到临床管理

黄慧玲　著

中国科学技术出版社
·北京·

**图书在版编目（CIP）数据**

运动心脏病学：从筛查诊断到临床管理 / 黄慧玲著 . — 北京 : 中国科学
技术出版社 , 2023.5

ISBN 978-7-5236-0177-8

Ⅰ . ①运… Ⅱ . ①黄… Ⅲ . ①运动性 - 心脏病 - 研究 Ⅳ . ① R541

中国国家版本馆 CIP 数据核字 (2023) 第 058448 号

| | |
|---|---|
| 策划编辑 | 孙　超　郭仕薪 |
| 责任编辑 | 孙　超 |
| 文字编辑 | 汪　琼 |
| 装帧设计 | 佳木水轩 |
| 责任印制 | 徐　飞 |

| | |
|---|---|
| 出　　版 | 中国科学技术出版社 |
| 发　　行 | 中国科学技术出版社有限公司发行部 |
| 地　　址 | 北京市海淀区中关村南大街 16 号 |
| 邮　　编 | 100081 |
| 发行电话 | 010-62173865 |
| 传　　真 | 010-62179148 |
| 网　　址 | http://www.cspbooks.com.cn |

| | |
|---|---|
| 开　　本 | 710mm×1000mm　1/16 |
| 字　　数 | 199 千字 |
| 印　　张 | 14 |
| 版　　次 | 2023 年 5 月第 1 版 |
| 印　　次 | 2023 年 5 月第 1 次印刷 |
| 印　　刷 | 北京盛通印刷股份有限公司 |
| 书　　号 | ISBN 978-7-5236-0177-8/R・3069 |
| 定　　价 | 108.00 元 |

# 编著者名单

董旴钢　审

黄慧玲　著

## 内容提要

在过去 20 年中，大众对体育运动的参与度大幅提升。心血管病理生理学领域的不断发展促使临床心脏病学专家和运动医学专家快速、不断地更新本领域的知识。著者从运动心脏病学概述、运动与临床心脏病学、运动心脏病学的难题等角度入手，理论与实践相结合，全面阐述了心脏对运动锻炼的适应、运动的获益及可能导致的心脏风险，以及如何评估运动的心脏安全性。本书思路清晰、阐释简洁，填补了我国运动心脏病学学术著作的空白，可作为心脏科医生、全科医生和运动医学相关专业人士日常工作实践的宝贵参考资料。

# 主创简介

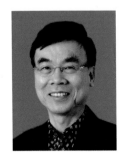

董吁钢

主任医师，教授，中山大学附属第一医院心内科学科带头人。国家心血管专家委员会委员，中华医学会心血管病分会代谢性心血管病学组副组长，中国生物医学工程学会体外反搏分会候任主任委员，中国心力衰竭中心联盟执行主席，中国房颤中心联盟副主席，中国医师协会心内科医师分会常务委员兼心力衰竭学组副组长，国家卫健委继续教育委员会委员，广东省医师协会心内科医师分会名誉主任委员，广东省医师协会心力衰竭医师分会副主任委员，《中华心力衰竭和心肌病杂志》副总编，《中华心血管病杂志》等 8 种国内核心期刊编委。从事心内科临床、教学和科研工作近 40 年，在心力衰竭、高脂血症及心律失常等领域，尤其是心血管危重病领域做出了巨大贡献。曾获吴阶平医学研究奖—保罗·杨森药学研究奖三等奖（2002）、广东省科学技术二等奖（2005）和广东省科学技术二等奖（2015）。先后参与起草及制订了《中国急性心力衰竭诊断和治疗指南（2010）》《中国心力衰竭诊断和治疗指南（2014 和 2018）》《成人感染性心内膜炎专家共识（2014）》《中国成人血脂异常防治指南（2016）》《选择性胆固醇吸收抑制剂临床应用中国专家共识》及《2014 年中国胆固醇教育计划（CCEP）血脂异常防治专家建议》等。

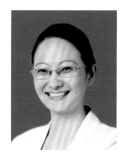

黄慧玲

医学博士，教授，硕士研究生导师，中山大学附属第一医院心内科副主任医师，心脏预防评估中心负责人。2017年赴美国 Mayo Clinic 医学中心访学，同年入选第一届"科技部中法杰出青年交流项目"并赴法交流。作为大会主席，连续举办了五届国际心排大会。作为中国无创动态心排临床应用的领头人，于2018年组织创建了国内首家关注心脏病预防与评估的专科中心——心脏预防评估中心，并于2019年牵头开设了国内首个心脏安全评估门诊，致力于医疗模式从以疾病治疗为主向以预防和健康管理为主转变，2021年参与负责的"5G远程智能虚拟心脏康复师项目"获批工信部和国家卫健委5G+医疗健康应用试点。此外，率先推动"奔跑者"项目（针对马拉松跑者的心脏安全评估）、"心动力520"活动（关注职业高危人群，如警察、医务人员、媒体人，通过5周的时间，帮助他们重塑健康的生活方式）和"心安"校园行活动（建立青少年儿童心脏安全监测数据库，针对高危个体建立"心安"档案并制订个体化运动建议，确保其运动的心脏安全性）等极具特色的公益及科普活动，得到国家级和省级等媒体的报道。获批发明专利2项、实用新型专利1项，取得1项CPES心脏预防评估系统软件著作权和多项作品著作权。主编出版《无创血流动力学实践手册》。

# 王 序

生命在于运动，运动赋能健康。自21世纪以来，特别是2016年《"健康中国2030"规划纲要》发布，我国实施全民健身计划，普及科学健身知识和健身方法。全民健身生活化，无论是娱乐体育运动还是竞技性体育运动，民众的参与度都大幅提升，越来越多不同年龄段、不同职业的人开始体育锻炼，尤其是耐力运动。有些业余运动者的训练量越来越接近甚至超过专业运动员，但大量不当的高强度运动影响了身体健康，甚至损伤了心脏功能。

全民健康，心脏先行；心脏安全，医学先行。运动心脏病学研究与临床实践的目的就是保护运动群体免受运动训练对心脏的不良影响，让医生通过改善心血管风险分层、提供有针对性的管理和体育锻炼建议，有效降低健身者过度运动而患上心脏病的风险、减少有心脏安全隐患的运动者引发不良事件（尤其是运动引发的心搏骤停和猝死）的风险。

运动心脏病学是一门新兴学科，也是心脏病学中具有挑战性的领域之一。随着临床心血管病日益多发，心血管病理生理学领域迅速发展，新理论和医疗方法层出叠现，临床心脏病专家和运动医学专家正日新月异地更新知识，运动心脏病学的作用和价值早已不只是评估高强度运动对心脏形态和功能的影响。

本书的作者中山大学附属第一医院黄慧玲教授，多年来潜心研究，将基础理论与临床实践相结合，在国内首次对运动心脏病学进行了全方位综合性论述，并编写成书，填补了我国运动心脏病学领域的空白。

全书分为三篇共15章。上篇为运动心脏病学概述，从历史视角回顾了运动心脏病学的发展，并展望了其发展趋势，同时解释了运动适应与心血管系统的结构、功能变化的关系，即"运动员心脏"的产生，并从"运动悖论"的角度阐明了体力活动、运动和死亡率之间的关系，引出心脏安全的理念，又从运动剂量的角度论证了运动"剂量"与心脏安全之间的量效关系。中篇为运动与临床心脏病学，着重关注运动相关性不良事件，主要包括心搏骤停与猝死、晕厥的病因及预防措施，详细介绍了心血管筛查的重要性及各种常用的手段。下篇则聚焦于运动心脏病学的两大难题，即运动员心脏与心肌病的鉴别，以及中老年运动员心血管疾病的筛查。

黄慧玲教授仁心仁术，是国内首家心脏预防评估中心的负责人，一直致力于医疗模式从以疾病治疗为主向以预防和健康管理为主的转变。2019 年，牵头开设了国内首家心脏安全评估门诊，围绕心血管疾病患者、职业高危人群、学生、马拉松跑者等，开展了一系列心脏安全评估项目。2020 年，率先推动"奔跑者"项目（针对马拉松跑者的心脏安全评估）、"心动力 520"活动（关注职业高危人群，如警察、医务人员、媒体人，通过 5 周的时间，帮助他们重塑健康的生活方式）和"心安"校园行活动（建立青少年儿童心脏安全监测数据库，针对高危个体建立"心安"档案并制订个体化运动建议，确保其运动的心脏安全性）等极具特色的公益及科普活动。

本书为"心脏安全行动家系列丛书"之一，相信对运动医学及运动心脏病学感兴趣的相关专业人士、从事运动医学及运动心脏病学临床工作的医生，均可从书中获益。

---------------------------------------------------------

王健，教授，博士研究生导师，中共中央党校（国家行政学院）经济学教研部原主任，公共经济研究会副会长，享受国务院政府特殊津贴。主持多项国家级、省部级和国际研究课题。主编出版《新凯恩斯主义经济学》《中国政府规制理论与政策》《内需强国：扩内需稳增长的重点·路径·政策》《政府经济管理》《现代经济学原理》等 10 余部著作，发表论文 300 余篇。

# 霍 序

我曾撰写过一些心血管专业的图书，不知自己算不算是一名"好作家"，但我相信自己一定是一名"好读者"。读了这本书，让"两个我"系统性地认识了运动心脏病学。

第一个"我"是身为心血管医生的我。从专业医生的角度去看，运动心脏病学是临床心脏病学中极具挑战的领域，不仅要求医生具有广泛的心血管生理学知识储备，还要了解临床实践中各项评估程序的适应证和局限性，以及运动导致的正常生理性适应与异常病理性疾病之间的区别。截至目前，尚无关于如何评估运动个体，尤其是休闲运动参与者的临床症状和心脏测试结果的实用指南，更多的还是依赖心血管医生对运动医学的自我学习和判读。

第二个"我"是身为普通人的我。从老百姓的角度去看，运动与健康密不可分。人们常说"运动是良药"，健康的生活方式和坚持规律的运动，是身体健康的良方，更是防病和治病的有效措施。然而，像使用药物一样，运动也有适宜的范围和强度，而且因人而异，过度运动和不规范运动也会有不良反应，可能导致疾病甚至引发心脏性猝死。提起运动导致的心脏风险，虽然没有到"闻之色变"的程度，但也会引起负面效应。因此，如何把控运动强度，最大限度提高心血管获益并降低风险，是普通读者最想了解的知识。

本书分为三篇共 15 章：上篇回顾了运动心脏病学的历史并进行展望，聚焦于临床急需讨论并解决的问题，详细阐述了运动与心血管适应，并从"运动悖论"的角度引出心脏安全的理念，以及运动"剂量"与心脏安全之间的量效关系；中篇聚焦于运动相关的心脏不良事件（心脏性猝死、晕厥、心房颤动、室性心律失常），详细介绍了心血管筛查的重要性及预防措施，再次论证了高强度耐力运动与心脏安全的量效关系，提示应对心脏过度使用综合征引起关注；下篇则聚焦于运动心脏病学的两大难题，即生理性的心脏适应与病理性的心肌肥厚之间的鉴别和中老年运动员的心血管疾病筛查及管理。

从成立国内第一家心脏预防评估中心，开设首家心脏安全评估门诊，到率先启动"心脏安全行动家"系列活动，编写国内第一部运动心脏病学专著，黄慧玲教授做了大量工作，结合她在临床实践中遇到的病例，呈现了她近年来致力于运动心脏病学的工作基础、出色成就和独到见解。本书填补了我国运动心脏病学学术著作的空白。黄慧玲教授面向广泛的读者群，与大家分享了丰富的知识，掀起了这场运动与心脏安全的"革新"。毫无疑问，运动心脏病学还很"年轻"，基于本书的综合性和权威性，可称之为一部具有非凡意义的著作。

霍勇，教授，博士研究生导师，北京大学第一医院主任医师，第十二届、第十三届全国政协委员，享受国务院政府特殊津贴。世界华人心血管医师协会会长，亚洲心脏病学会主席，世界华人医师协会副会长，中国医师协会心血管内科医师分会副会长，国家卫生和健康委员会心血管疾病介入诊疗技术管理专家工作组组长，国家卫生和健康委员会心血管疾病医疗质量控制中心（冠心病介入）主任，中国医院协会心脏康复管理专业委员会主任委员，中国医师协会专科医师规范化培训心血管病学专科专家委员会主任委员，中国医师协会胸痛专业委员会主任委员，中国心血管健康联盟副主席。作为我国心血管疾病领域的领军人物，在心血管和脑血管疾病的预防和控制方面做出了突出贡献。

# 姜 序

　　我的父亲曾经是主修心血管病的一名医生。从小在双军医家庭中长大的我，自1995年1月1日中央电视台体育频道开播之日起担任主持人至今已经有28年，主持解说大大小小的赛事近万场，沉醉于一场场精彩赛事的同时，也一直在关注运动与安全。近年来，心脏安全事件层出不穷，运动与心脏安全的"悖论"越来越受到关注——定期的体育活动有助于身体健康，但剧烈运动可能会增加猝死等各种心脏风险。从排球运动员Flora Hamman到羽毛球运动员Markis Kido，从篮球运动员阿尔泰到足球运动员Christian Eriksen，诸多体育健将的遭遇令人扼腕痛惜。过度锻炼成为心脏性猝死潜在诱因的话题也受到了广泛关注。

　　心脏安全事件并非只"青睐"专业运动员，更常发生于未经系统训练的休闲运动参与者。在过去的20年中，参加有组织的大众耐力运动项目（如马拉松、越野赛跑等）的人数剧增，尤其是年龄在40岁以上、既往缺乏锻炼、存在"三高"（高血压、高血脂、高血糖）或"四高"（"三高"加上高体重）的人士，为了身体健康而投入到积极的体育锻炼中。此外，忙碌的上班族可能更多地选择周末"恶补式"运动或"深夜健身房"模式，这一人群中普遍存在的误区是：运动时间越久、强度越大，带来的好处越多。"运动是良药"——这句话是有前提的，即经过科学的评估和指导的运动才是良药。

　　黄慧玲教授作为国内著名的运动心脏病学专家，一直关注运动与心脏安全。她开设了国内首家心脏安全评估门诊，并启动了"心脏安全行动家"系列活动（关注青少年儿童、老年人、马拉松及运动锻炼爱好者，以及高危职业人群等），将心血管风险的筛查过程从单纯关注猝死的预防转变为更多的教育角色，致力于普及心脏安全和科学运动的内容，促进医疗模式从以疾病治疗为主向以预防和健康管理为主转变。

　　书中内容包括运动心脏病学概述、运动与临床心脏病学、运动心脏病学的难题三部分。黄慧玲教授结合她丰富的临床经验，深入浅出地向读者阐述了运动的获益与风险、运动"剂量"与心脏安全之间的量效关系，以及心血管风险的筛查手段等。除医学及运动专业人士以外，学生、休闲运动爱好者们亦可从本书中获取经验和知识。借用王世贞先生为《本草纲目》一书所做的序中的一句话："博而不繁，详而有要，综核究竟，直窥渊海。兹岂仅以医书觏哉？"

　　姜毅，中央电视台体育频道主持人、评论员。1995年1月1日担任《棋牌乐》主持，先后主持《假日体育》《竞技新概念》《谁是球王》《武林大会》等节目。曾多次在2007年世界田径锦标赛、女足世界杯等大型赛事的演播室担任总主持，2008年担任奥运会中央2套总主持，2010年担任冬奥会中央5套总主持，2012年担任奥运会中央7套总主持，2016年担任奥运会中央1套总主持，同时担任中央电视台体育频道重大棋牌、飞镖、台球、CKF中国功夫争霸赛、冰壶、拳击等赛事主持人、评论员。

# 前　言

2011 年，美国心脏病学会设立了运动和运动心脏病学科，但研究的群体主要是职业运动员。2005 年，欧洲心脏病学会将运动心脏病学纳入预防和康复心脏病学中。然而，我国在运动心脏病学领域目前尚处于空白。2019 年，中山大学附属第一医院开设了国内首家心脏预防评估中心，虽然起步较晚，但庞大的患者群体使得我们快速积累了许多宝贵的经验。

书中将"运动员"的定义拓展为定期从事体育活动和锻炼的个体，除外职业运动员还包括业余的运动者。从增进健康的角度来说，他们可能是从体育参与中受益最大的人，医学界有必要也有责任将所有经常参加体育活动的人纳入运动心脏病学的研究领域。

在存在潜在心血管疾病的情况下，剧烈运动可能会导致心搏骤停 / 猝死的风险增加。医学界一直关注这一问题，以确保患有心血管疾病的运动员能在运动时将不良事件的风险降至最低。随着"健康中国"战略的提出，越来越多的人开始加入运动锻炼的队伍。虽然应该对平日里不经常锻炼的个体开始进行运动锻炼的行为表示赞赏和鼓励，但这些"周末勇士"可能具有更高的运动相关心脏性猝死风险，当务之急是如何早期识别这些高风险个体，减少这一群体不良心脏事件的发生。

本书旨在通过对运动心脏病学相关的各个方面进行全面概述，以供对本学科感兴趣的医学专业人士、医学生和运动群体参考阅读。书中内容包括运动心脏病学概述、运动与临床心脏病学、运动心脏病学的难题三大方面，形式上则结合临床实际病例，使其实用性和指导性大增。

希望本书可作为心脏科医生、全科医生、康复科医生、儿科医生，以及运动医学科医生和医学生学习运动心脏病学的案头常备参考书，也希望对此内容感兴趣的运动群体和体育界学者可以从书中收获知识。感谢我的老师董吁钢教授对本书的审阅，感谢王健老师、霍勇老师和姜毅老师对我的鼓励并亲自为本书作序。最后，感谢"美林医疗心脏健康科研基金项目"的大力支持！

中山大学附属第一医院　黄慧玲

黄慧玲

# 目　录

## 下篇　运动心脏病学的难题

# 上　篇
## 运动心脏病学概述

# 第1章 运动心脏病学的历史与发展

## 一、运动心脏病学的历史

公元前 490 年，希腊人在马拉松镇击败了入侵的波斯军队。为了把胜利的消息送到雅典，一位名叫 Pheidippides 的战士从马拉松一路跑回雅典，传达完胜利的消息后不幸死去。这一事件是历史上首次报道的与运动相关的死亡，也是运动心脏病学的渊源。

19 世纪末，随着现代医学的出现，医生们开始对运动生理学充满兴趣。William Osler 爵士（图 1-1）在接受过运动训练的个体身上观察到"心脏的能力逐渐增强"，并推测"运动员的心脏增大可能是由于肌肉的长期使用，但如果天生就没有能力（如果不是心脏可以变大的话），那么运动员就不会成为一名优秀的跑步者或划桨手"[1]。第一份描述运动员心脏尺寸增大的系统性报告是基于在瑞典和美国进行的体检，并于 1899 年发表。乌普萨拉大学的 Henschen（图 1-2）对北欧滑雪者和久坐不动的个体分别进行胸部叩诊，得出结论[1]：滑雪会导致心脏增大，而这颗增大的心脏可以比正常心脏做更多的工作。他由此首次定义了"运动员的心脏"，说明运动和运动训练可能会导致功能增强的心脏生理性增大，这与功能减弱的心肌病导致的心脏增大形成对比。哈佛大学的 Dietlen 在哈佛赛艇运动员中也有类似的观察[1]。

放射技术的引入使运动员心脏的可视化成为可能，但支持锻炼有

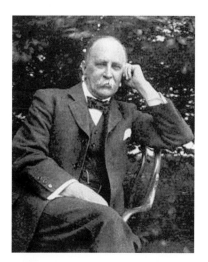

▲ 图 1-1　William Osler（约 1912 年拍摄）

引自 Wikipedia

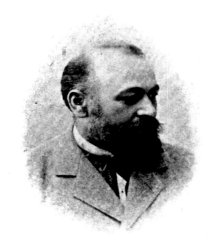

▲ 图 1-2　Salomon Eberhard Henschen（约 1901 年拍摄）

引自 http://www.zeno.org/

益的观点并没有被普遍接受。考虑到运动员心脏的大小、生理特性及临床特点，很容易产生将其等同于心脏病的观点。例如，生理学家在心力衰竭动物模型中观察到心脏增大，并将其视为心脏超负荷的表现；内科医生的工作场景主要是诊治伴有心脏增大的充血性心力衰竭患者……Moritz 是第一个使用 X 线来研究运动员心脏的人，他拒绝承认运动员心脏可能的生理意义，并于 1902 年正式提出对此类情况的担忧，即运动员心脏增大可能是一种心脏过度使用而导致的病理形式，长时间剧烈运动可能导致心脏早衰 [2]。

人们普遍认为职业运动员不长寿，也是基于这种观念。根据 Roskamm 等的调查，这种观点在 19 世纪的英国文学中很普遍。最令人震惊的误解出现在 Friedberg 编著的《标准心脏病学》教科书中，运动员心脏竟然被描述为是梅毒性心脏病的后果。随后，这些关于运动员心脏的旧观念被更现代的论点所取代，如 Keren 提出，"猝死……在运动员中似乎更为频繁" [2]。这些发现曾经引起很多争议，医生不止一次建议运动员停止他们的运动生涯。

　　然而，这些数据不能被认为是健康运动员群体的代表，因为缺乏与心血管系统无关的运动员死亡数据。时至今日，我们仍然依赖于 Kirch 关于运动员的解剖学数据，虽然这些数据并不令人满意，因为他那个时代的顶级运动员的训练强度与现在有着巨大的差异，但其中一些结论至今仍然有效。Kirch 解剖了 35 名猝死的运动员，他们部分死于体育活动期间，但更多死于交通意外。随后 Kirch 在演讲中提出，体育锻炼可以导致心脏显著肥大，但这些心脏是健康的，并且在停止训练后，肥大可以自动消失[2]。

　　因此，Linzbach 引入术语"和谐性肥大"，意味着生理性肥厚的心肌和正常心脏之间的确切对应关系；而病理性肥大是由"结构扩张"引起，这是心力衰竭的先决条件。如果心脏超过 500g 的"临界重量"，将发生这种结构扩张，而这在运动员心脏中从未发生过[2]。

　　从这些发现中我们可以得出结论，生理性肥大始终保持在合理的范围内。目前体育活动的发展似乎证实了心脏增大存在着生理极限；多年来，尽管训练量和强度有所增加，但放射学研究表明，当今运动员的心脏并不比 20 世纪 50 年代 Reindell 等观察到的心脏更大。

　　值得欣慰的是，学者们对于运动员心脏的探究从未终止。为了定量评估运动员心脏以进一步区分心脏增大是生理性的还是病理性的，Reindell 将放射学研究与最大摄氧量（$VO_2max$）的肺活量测量（由 Hollmann 引入运动医学）相结合，比较了心脏的大小及其功能。他提出假设，只有当心脏能够输送充足的氧气时（与心脏增大的比例相适应），心脏才能被认为是健康的，这证实了 Henschen 的观点[3]。

　　现阶段，运动员的心脏增大已被普遍认可，并被认为是一种生理性适应。然而，摆在眼前的是，越来越多的休闲运动者［每周锻炼 4h 以上、从事娱乐性运动锻炼（如自发的跑步、游泳等）的个体］的参与，心脏科医生经常要面对大众关于运动的询问，如他们是否可以继续进行喜爱的运动，或者老年患者是否仍然有希望参与运动锻炼。我们还需要对于这一现象做出鉴别诊断：究竟心脏的变化是由于剧烈的运动锻炼所引起的正常变异，还是剧烈的运动锻炼导致的异常变异，抑或患者本身就存在着病理情况？

　　运动除了引起心脏增大之外，还会引发其他的临床情况 [4]。1901
年，Collier W 医生在《英国医学杂志》发表了一篇题为《青少年突然、
长时间的剧烈肌肉运动的影响》的论文 [5]，这篇早期的论文为我们展
示了医生在处理疑似或确诊患有心血管疾病的运动员时所面临的困
境。Collier W 医生描述了一名牛津大学长跑运动员的案例，这名运动
员的运动表现不佳，需要接受医疗咨询。在静息状态下的体格检查是
正常的，但在轻度运动时，这名运动员表现出非常明显的收缩期杂音。
Collier W 医生表示，他"非常笃定这是右心室过度扩张的表现"，并
取消了该运动员的参赛资格。尽管在 Collier W 医生提出初步见解后的
100 年里，医学学术和技术都取得了长足的进步，但许多从事心血管
参与前筛查的运动医学医生可能认为，在诊断出遗传性心脏病后，对
运动员进行充分的风险分层并提供循证运动建议和取消资格标准的能
力有限，这表明我们的管理仍然不充分和不准确，未来还有很多工作
要做。

　　此外，虽然体育运动可以带来健康获益，但也存在与体育运动相
关的心脏不良事件（如猝死）。它影响所有年龄、种族和社会经济水平
的人们，给家庭和社会造成不必要的痛苦和巨大的损失。关于运动性
猝死，有两点必须强调：① 35 岁对于高水平运动员而言是一个重要
的"分水岭"。35 岁以下年轻运动者猝死的最常见原因是心肌病，尤
其是肥厚型心肌病（HCM）；而在 35 岁以上的运动者中，最常见的死
因是冠心病。②运动性猝死并非只见于经常运动的锻炼者，更常见于
未经训练的个体。在所有与体育相关的心脏性猝死（SCD）中，只有
6% 发生在年轻的竞技运动员身上，而 94% 发生在休闲运动群体中。

## 二、运动心脏病学的发展

　　21 世纪以来，运动心脏病学已发展成为心脏病学和（或）运动医
学的一个亚专业，包括了从儿童到老年人在内的各个年龄段，以及各

种形式的锻炼活动［与专业、学术、娱乐和职业（如消防员、警察）相关］。2011年，美国心脏病学会（ACC）设立了运动和运动心脏病学科，2年内这个学科从最初的150名成员迅速扩展到4000多名成员。而欧洲心脏病学会（ESC）则在2005年将运动心脏病学纳入预防和康复心脏病学部分[1]。

在运动心脏病学发展的现实世界中，有许多心脏病学专家与运动心脏病学碰撞的极具挑战的"场景"。例如，包括心脏康复在内的运动处方的制订，对心电图存在争议的运动锻炼者进行评估，一些心血管药物在运动员管理中的作用（如降压药氢氯噻嗪，在某些运动中被认为是可以提高运动成绩的药物），电生理学家定期评估心律失常伴有旁路的运动员。更重要的是，刚开始定期锻炼的老年人、缺乏运动的学生群体及仅在闲暇时间进行体育锻炼的人，与高水平运动者相比，接受与运动相关的医学评估的比例要少得多。目前急需讨论并解决的问题概述如下。

(1) 运动带来的心脏变化（不仅仅限于心脏增大）是否具有遗传倾向？如果是，有哪些表现形式？是否与运动强度和运动时间有相关性？

(2) 越来越多的不同年龄阶层的人（如青少年、老年人及女性群体）开始加入运动锻炼，尤其是耐力运动，那么我们是否应该预见运动训练可能对心脏产生以前"未知"的影响？

目前还没有数据可以让我们预测马拉松运动对70岁老人心脏的影响，但我们确实在儿童中发现了一些"线索"。青春期前儿童参与耐力运动（特别是游泳）就对我们提出了一些值得探究的问题。在这个年龄段，训练对心血管系统的影响已经显现了吗？鉴于儿童心血管的弹性更大，在这个年龄段进行训练是否会导致心脏容积更大幅度的增加？早期开始训练是否会带来任何特殊的心脏风险？

为了回答这些问题，Rost团队在12年的时间里对年轻游泳运动员进行了纵向和横向研究，其中一些孩子后来赢得了奥运会奖牌。研究结果表明，在这个年龄组中，已经可以看到运动员心脏的发生发展；但限于生理性肥大，这些儿童的心脏在青春期达到了与体重相关的最大尺寸，并且在这段长时间的观察中，没有发现强化训练导致心脏损害的证据。然而，这一结果与在成人游泳运动员群体中观察到的结果矛盾，未来我们还需要更大规模的研究才能解答[1]。

(3) 运动锻炼是否会由于轻微损伤或遗传易感性（仍处于亚临床状态）加重而导致临床症状？如上所述，老年人现在开始进行更密集的锻炼，迷走神经张力增加可能会导致或者加速病态窦房结综合征或房室传导阻滞的发生。在这种情况下，过度耐力训练可能导致植入心脏起搏器的需要（我们已经观察到一些类似的病例）。对于老年运动爱好者，如何选择适宜的运动类型、强度、时间等，这一系列问题都需要回答。

上文提到，Collier W 医生因右心室明显增大而取消了年轻运动员在牛津大学跑 1 英里（1 英里 ≈1609.344m）比赛的资格，并试图限制他的运动锻炼。这个做法是否正确，我们不得而知。但值得讨论的是，Collier W 医生是通过识别异常的体征、症状和心血管特征得出诊断的，在他看来，根据他那个时代的可参考文献，为了预防心脏不良事件的发生，限制竞争性运动的做法无疑是合理的。截至目前，还没有关于如何评估运动员，尤其是休闲运动参与者的临床症状和解释心脏测试结果的实用指南，原因可能包括多学科知识之间存在差距，在所有级别的比赛中缺乏大量运动者的规范性数据，以及其作为新兴学科的认识不足。目前的模式主要依赖心脏科医生对于运动医学的自我学习和判读，这也是我们编写此书的初衷，希望《运动心脏病学：从筛查诊断到临床管理》可以作为心脏科医生、全科医生、康复科医生、运动医学科医生甚至儿科医生关于运动医学和心脏病学的参考书籍。医生可以通过改善风险分层、有针对性的管理和证据驱动的体育锻炼建议，有效降低确诊患有病理性心脏疾病的、存在运动相关心脏安全隐患的，或介于病理和生理性"灰色地带"的运动者心脏相关不良事件，尤其是 SCD 的风险。

虽然运动心脏病学的指南和建议对于指导有心血管疾病的运动参与者的管理非常重要，但运动心脏病学的最终决策过程是复杂的，特别是在那些处于灰色地带的异常发现和诊断评估不确定的情况下。未来运动心脏病学将进一步发展，心脏病学专家可能需要掌握除心血管知识以外的、以运动和运动人员（包括专业和业余运动者）为中心的一些专业知识和核心知识。随着"健康中国 2030"战略目标的提出，运动和运动心脏病学将会发挥巨大的作用。我们相信，我们有能力为国家和更大的体育社区服务，允许所有追求健康生活方式的个体更安全地参与体育运动和体育活动。

# 参考文献

[1] Axel Pressler, Josef Niebauer. Textbook of Sports and Exercise Cardiology[M]. Cham: Springer Nature Switzerland AG, 2020.

[2] Fagard RB, Bekaert IE. Sports Cardiology:Exercise In Health And Cardiovascular Disease[M]. Leiden: Martinus Nijhoff Publishers, 1986.

[3] Bekaert I, Pannier JL, Van de Weghe C, et al. Noninvasive evaluation of cardiac function in professional cyclists[J].Br Heart J, 1981, 45(2): 213–218.

[4] Massimo Fioranelli, Gaetano Frajese. Sports Cardiology From Diagnosis to Clinical Management[M]. Berlin: Springer–Verlag, 2012.

[5] Collier W. The effects of severe muscular exertion, sudden and prolonged, in young adolescents [J]. Br Med J, 1901, 1(2094): 383–386.

# 第2章　心脏的基本功能和心血管反应

**学习目标**

1. 心脏的基本功能。
2. 运动锻炼导致的心脏适应性。

　　心脏是一个肌肉器官，约有握紧的拳头那么大。它的主要作用是将血液泵入肺循环（从心脏右侧）和体循环（从心脏左侧），以便将氧气和营养物质输送到代谢活跃的组织器官。它是身体的"发动机"，每时每刻都在持续运动，一个人每天的心跳约为10万次，能把近4L的血液输送到全身长达9万～10万千米的血管中。心脏的泵血活动就是心脏有节律地收缩和舒张交替进行的周期性活动，每一个心动周期心脏射血一次，主要由心室来完成。女性的心跳与男性相比，大约每分钟多6次，这是因为女性的心脏要比男性的小25%左右。

## 一、心脏的基本功能

### （一）心动周期

　　心房或心室每收缩和舒张一次，称为一个心动周期，包括心房的收缩期和舒张期，以及心室的收缩期和舒张期。心动周期可以作为心脏机械活动的基本单元。在心脏的泵血活动中，心室起主要作用，因此心动周期通常指的是心室的活动周期。

　　心动周期的长短与心率（HR）有关，如果按正常人平均心率为75次/分计算，一个心动周期为0.8s。正常情况下，心房或心室的活动几乎是同步进行的，且心房或心室的舒张期均长于收缩期，这样既有利于静脉血的回流，又可以使心脏获得充分的休息，有利于心脏更有效地泵血。心动周期的长短与心率成反比，当心率加快时，心动周期缩短，主要以舒张期缩短为主。因此心率过快时，由于舒张期的显著缩短而导致心室充盈不足，回心血量减少，心肌得不到充分休息，将不利于心脏的持久工作。

### （二）心脏的泵血功能

心脏被称为"永不停歇的人体发动机"，需要 7×24h 工作，一旦它出现问题，其泵出的血液就不足以保证全身各器官的需求，因此及时准确地评定心脏泵血功能是否正常，是医疗实践中的重要问题。常用的评定心脏泵血功能的指标包括每搏输出量（stroke volume，SV）、每分输出量（cardiac output，CO）、射血分数、心指数等。

**1. 每搏输出量和每分输出量**

一侧心室每次收缩所射出的血量称为每搏输出量（SV），简称搏出量。其大小可用心室舒张末期容积（EDV）与收缩末期容积（ESV）之差表示。正常成年人安静时，搏出量约为 70ml。心肌收缩力越强，心脏搏出量越大，心室内剩余血量越少。心脏功能正常时，搏出量与 EDV 是相适应的。在评定心脏泵血功能时，若单纯以搏出量作为指标而不考虑 EDV 是不全面的。例如，经常运动锻炼的人，其搏出量相应增加，左心室射血分数（EF）基本不变。但若心室病理性扩大（如扩张型心肌病），心室功能减退，搏出量可能与正常人无异，但其 EF 明显下降[1]。

每分钟由一侧心室射出的血量称为每分输出量（CO），简称心排血量（CO=SV×HR）。CO 的大小要与机体代谢水平相适应，可因性别、年龄和生理状况不同而异。安静时，健康成年男性的 SV 约为 70ml，HR 为 75 次 / 分，CO 约为 5L/min。女性的 CO 比同体重男性的约低 10%，青年时期高于老年，情绪激动或体力活动时 CO 增加。优秀运动员在剧烈运动时，CO 甚至可高达 25～35L/min。

慢性心力衰竭或者冠心病患者在运动过程中 CO 降低，出现运动不耐受，而运动员心脏结构和功能的改变并不会导致运动不耐受，因此，对于这些人群有必要进行心肺运动试验，并测量峰值摄氧量（$VO_2peak$）以确定运动能力。但是，$VO_2peak$ 的估算受到一些非心脏因素的影响，可能会产生误差。并且，CO 是评估心功能的关键参数，其测量值是所有心脏病的诊断、治疗和预后评估的基础，但心肺运动试验不能准确预测 CO。为了评估血流动力学状态，以导管为基础的测量（如 Fick 法、热稀释法）被认为是临床标准。但由于这种有创性方法具有高风险，其适用性受到限制。因此，临床逐渐发展了无创测量方法［如超声心动图、锂稀释 CO 测定法、二氧化碳再呼吸法和阻抗心动图法（ICG）等］，但在遇到肥胖患者、运动、异常的胸部解剖、心脏瓣膜疾病、胸廓分流和心律失常等特殊情况下，这些方法的准确性还不够可靠 [2-4]。

　　初期 CO 检测是采用胸部圆柱模型，一般用伏安法进行胸腔阻抗的测量，需要选取两对电极分别作为激励电极和测量电极，以恒定的电流信号通过激励电极，胸腔阻抗变化信号即为测量电极间的输出电压。CO 的准确测量主要取决于基础阻抗 $Z_0$ 及左心室收缩期泵入主动脉的血液体积、流速，因此在实际测量中受诸多因素的影响，如皮肤接触阻抗、环境温度、激励电流的频率和呼吸及运动的影响。通过计算 SV 的公式［$SV = \rho \frac{L^2}{Z_0^2} (dZ/dt) max \times LVET$］，我们发现 SV 的评估也受到电极位置及左心室射血时间的影响。为了确定左心室射血时间需要在休息时进行测量。在这种情况下，运动会引起阻抗值较大范围波动，在运动过程中难以准确地计算 SV。2000 年，法国著名的生理学家 Jean Bour 教授和 Frank Bour 博士在此基础上，通过独有的高性能信号过滤和稳定技术（HD-ICG），对无创血流动力学测定进行了一次根本性的改进。HD-ICG 采用了 6 个高密度聚乙烯性能的专有湿凝胶电极片（超低的凝胶阻抗可确保信号的质量）。一对电极片位于颈部，一对位于胸骨，还有一对位于心前区，被用于心电图 QRS 波群的检测（可以提供心率和系统的时间基础）。即使是在剧烈运动、肥胖、水肿或大汗的情况下，这种方法也能确保其测量结果的准确性 [2]。

因此在无创测量方法中，HD-ICG 技术是临床研究中常用且具有良好可靠性的测量方法之一，运动心肺 – 动态心排的三合一心脏评估较为完美地解决了单纯运动心肺试验不能准确评估 CO 和 SV 的问题。

**2. 心脏泵血功能的储备**

在静息状态下，CO 并不是最大，但能够在需要时成倍增加，表明健康人心脏泵血功能有一定的贮备，即心力储备。它是指心脏在神经和体液因素调节下，适应机体代谢的需要而增加 CO 的能力。心力储备可用最大 CO 与静息时 CO 的差值表示，它的大小除了反映心脏泵血功能对代谢需要的适应能力，也反映心脏的训练水平。耐力水平高的人，心力储备明显高于一般人，其最大 CO 可达静息 CO 的 5～6 倍。个别优秀的耐力运动员甚至可达到静息输出量的 8 倍（40L/min）[5]。

## 二、运动锻炼导致的心脏适应性

### （一）历史变迁

如前所述，放射技术的引入使"运动员心脏"的可视化成为可能，随后的 60 年里，胸部 X 线让学者们更好地了解到运动生理学和运动员的心脏改变。然而，放射技术没能突破区分生理性和病理性心脏改变的困境，主要体现在如下方面[1]：①心脏轮廓的大小因运动项目而异；②从事高强度耐力运动的运动员心脏最大；③大的心脏轮廓与高的有氧能力有关；④某些运动员的心脏轮廓与瓣膜病、先天性心脏病患者的心脏轮廓类似。

随着心脏成像技术的进步，心电图的发展使得对运动员心脏电活动的研究成为可能，并揭示了运动员心电图的 5 个独特特征[6]：①窦性心动过缓和交界性心律；② PR 间期延长；③符合左心室肥厚标准的 QRS 波群电压增高；④ ST 段抬高；⑤ T 波变化（高尖或倒置）。

经胸超声心动图的引入大大提高了对运动员心脏结构和功能特征的认识[1, 6]。1975 年，Morganroth 和他的同事们首先发表了一项关于耐力训练（游泳和划船）和力量训练（摔跤和铅球）运动员的横断面研究。基于 M 型超声心动图和久坐对照组的参考值，他们的研究结果提示：①等张运动与左心室质量和舒张末期容积增加有关，但室壁厚度正常；②等长运动与左心室质量和壁厚增加有关，但左心室舒张末期容积正常❶。因此他们得出结论，等张运动导致偏心性（离心性）左心室肥厚模式，类似于慢性容量超负荷的变化，而等长运动导致向心性左心室肥大模式，类似于慢性压力超负荷的变化。然而，"Morganroth 假说"一经提出就受到了广泛的批评，因为它仅立足于横断面研究数据，缺乏纵向运动训练研究的支持证据 [7, 8]。但这项研究的重要意义在于，它刺激了医学界对运动员心脏重塑的研究兴趣，并打开了通往运动心脏病学领域的大门。

### （二）有氧运动的心血管反应

跑步等有氧运动可能对人体解剖学和生理学的进化起到了重要作用。一次运动引发的急性反应涉及身体的大部分器官，尤其是自主神经系统、心血管系统、呼吸系统和运动肌肉。而持续运动会导致相关器官的结构和功能重塑，从而引起"剂量依赖性"的心脏适应，改善氧气和二氧化碳的运输。

(1) 运动开始时的心血管反应：动态运动开始时心血管反应的特点是 HR 和 SV 增加，同时伴有 CO、动脉血压（BP）、外周血管阻力和心肌功能的相应变化。这些调节是由自主神经系统反应和向肌肉输送氧气的需求启动的。通常，静止时的心率为 60～90 次 / 分，但优秀耐力运动员的心率可低至 30 次 / 分。心率的最初增加源于神经系统调控，同时由于肌肉的挤压作用导致左心室 EDV 增加、静脉回流增加，容积和压力的增加（即前负荷）导致心肌更有力地拉伸和收缩（即 Frank-Starling 机制），从而降低左心室 ESV，SV 也会增加（SV=EDV−ESV）。在较低强度的运动期间，前负荷的变化对 SV 的增加贡献更大，而当运

---

❶ 等张运动，也称为动态运动或耐力训练，如跑步或骑自行车；等长运动，也称为静态运动或阻力训练，如举重或摔跤。

动强度增加时，心肌收缩力对 SV 的影响更大。

由于 HR 和 SV 的增加，CO 也相应增加以满足运动相关的代谢要求。虽然 HR 的增加是调节 CO 的主要因素，但心脏性能也受到前负荷（舒张末期压力拉伸心室的程度）、后负荷（心脏泵血受到的阻力）和心肌收缩力（心肌缩短 / 收缩的内在能力）的调节。

运动开始时，收缩压（SBP）会随着 CO 的升高而升高，舒张压（DBP）保持相对恒定，偶尔会轻度降低，但幅度不超过 10mmHg。同时心脏做功增加，心脏必须泵出额外的血液来响应 CO 的增加，这部分血液不仅流向工作的肌肉（局部血管扩张），也流向皮肤，以达到散热的目的。

(2) 长时间有氧运动的心血管反应：长时间动态运动对心血管反应的调节程度取决于多个因素，包括运动强度、肌肉质量、环境条件和训练状态等。此外，在进行低等至中等强度运动的初始 2～3min 内，工作肌肉所需的能量和有氧三磷酸腺苷（ATP）生产的氧气输送速率之间处于平衡状态，代谢处于稳定状态，心血管功能同样也处于平稳期。根据运动强度，稳定状态可能会持续 10～30min。此后，由于外周血流量的重新分布，心血管反应会出现时间依赖性变化或"偏移"，表现为 HR 逐渐增加，SV 和平均动脉压（MAP）增长幅度降低，而 CO 保持相对稳定[9]。

在长时间的次极量运动中，MAP 的增加至关重要，因为它可以满足各种组织（如大脑、心脏、皮肤和骨骼肌）的血流需求。MAP 的增加几乎完全由 SBP 的增加介导，因为 DBP 的变化几乎可以忽略不计。同时，为了向工作的骨骼肌供应氧气，心肌也增加了对氧气的需求和摄取。

左心室舒张末期充盈和交感神经介导的左心室 ESV 减少是运动期间 SV 增加的原因。左心室 EDV 由舒张期充盈决定，这是一个复杂的过程，受多种变量（包括心率、固有心肌舒张、心室顺应性、心室充盈压、心房收缩等心脏因素，以及心包和肺等心脏外机械因素[10]）的影响。

在未经训练的个体中，CO 从休息时增加 4～5 倍，达到 20～25L/min。

在训练有素的耐力运动员中，CO 可以从休息时增加 6～8 倍，达到 30～40L/min。更重要的是，在越野滑雪等剧烈的全身运动中，限制 $VO_2max$ 增加的因素是心脏输送氧气的能力，而不是肌肉消耗氧气的能力。所以在运动员出现 $VO_2max$ 不足或下降的情况下，不仅仅考虑外周组织摄取氧气的能力，更重要的是心脏射血、输送氧的能力。

(3) 有氧运动的血流分布：运动时 CO 增加，但增加的 CO 并不是平均分配给全身各个器官的。安静时，只有 15%～20% CO 的血液流入肌肉，但在高强度运动时，基于对氧气的需求增加，80%～85% CO 的血液流入肌肉。从休息到最大强度运动，骨骼肌的血流量从 750～1000ml/min 增加到接近 22 000ml/min，这主要是由于来自肾脏、肝脏、胃、小肠等脏器的循环血流量减少。在不同强度的运动中，由于 CO 的绝对数的不同，各器官所获得的份额也是不同的。

虽然骨骼肌在运动中接受大部分输送到活动肌肉的血液，但冠状动脉和呼吸肌的血流量也增加了。如前所述，为了向工作的骨骼肌供应氧气，心肌也增加了对氧气的需求和摄取。心脏的供血来自于冠状动脉，在仰卧位休息时，冠状动脉血流量约为 250ml/min，随着运动强度的增加，冠状动脉血流量可达 1000ml/min[5]。

静息情况下，大脑循环血流量约为 750ml/min，既往的观点认为，由于大脑的自动调节作用，在运动过程中脑血流量基本不受影响。然而，最新的研究表明，当运动强度增加到超过 60% 的 $VO_2max$ 时，脑血流量不会再增加，甚至会下降至低于基线值，这主要是由于过度通气导致动脉二氧化碳分压降低，继而引起脑血管收缩所致。

皮肤血流量的变化比较特殊，刚开始运动时，皮肤血流减少，但之后由于肌肉产热增加，体温升高，通过体温调节机制，使皮肤血管舒张，血流增加，从而增加皮肤的散热。但高强度运动时，由于此时运动的肌肉更需要血液供应，通过各种调节机制使皮肤血管收缩，皮肤血流减少，腾出一部分血量供应给肌肉，此时运动者会出现面色苍白、体温升高的现象[5]。这是运动过量的表现，需要特别关注。

(4) 最大运动量的心血管反应：长时间动态运动的心血管反应可

以根据 $VO_2max$ 进行客观量化。这一能力的上限反映了心血管系统在剧烈运动期间为工作肌肉提供氧气的能力。静坐期间，摄氧量约为 3.5ml/（min·kg），在未经训练的个体中，$VO_2max$ 可以比休息时增加 10～12 倍；而在训练有素的耐力运动员中，$VO_2max$ 可比休息时增加超过 20 倍［超过 6L/min 或 80ml/（min·kg）］。并且在高强度运动下，代谢性酸中毒必须通过呼吸来代偿，循环系统不能同时满足运动肌和肋间肌的需求。这会引起肋间肌血流减少，更多的血流被分配到运动肌，这种不匹配的血流分布可能会导致呼吸肌疲劳 [9, 10]。

以前，部分学者认为 SV 随着运动强度的增加而增加，当运动强度超过一定强度时出现平台期，在更高强度的运动中 SV 出现下降。但是最近的研究结果显示，在未达到 $VO_2max$ 之前的递增负荷运动中，训练和未经训练的个体的 SV 都表现为逐渐增加。

（三）静态运动的心血管反应

与动态运动相比，心血管对静态运动的反应，最大的不同在于它对活动肌肉血流的影响。肌肉血流量随着活动肌纤维的肿胀和硬化而减少，这会增加肌肉内的压力并导致血管的机械性收缩。虽然在动态运动中也会出现类似的收缩，但收缩和放松之间的有节奏的交替（如跑步），会促进血液通过肌肉的挤压而流动。因此，等长运动的标志是当力量产生超过最大的肌肉自主收缩时，无法确保足够的血液流向收缩的肌肉组织 [6]。

静态运动的 HR 反应是由副交感神经活性降低和交感神经活性增高引起的，其增加幅度与肌肉收缩强度有关。在较低强度的肌肉收缩时，SV 保持相对稳定；而在高强度运动时，由于前负荷的降低和后负荷的增加导致 SV 降低。尽管如此，由于 HR 的代偿，CO 在静态运动中仍然可以保持增加 [1, 6]。

CO 的增加还取决于血压的升高和外周血管阻力的下降。但血压的升高与心脏做功的增加不成比例。例如，次极量动态运动会导致 HR 大幅升高，但 SBP 会适度增加，从而导致心脏的容量负荷增加。相比之下，静态 / 等长运动导致 HR 适度上升，但 SBP 显著增加，从而导致心脏的压力负荷增加。

综上所述，心血管对运动反应的调节幅度和模式由如下因素决定，包括运动类型（如动态与静态）、相对运动强度和涉及的肌肉量等。无论如何，运动的典型特征是 HR 和 SV 增加，从而导致 CO、BP、外周阻力和心肌功能的调整。这些调整的一部分是基于血流的重新分布，它反映了心血管系统在运动期间向工作肌肉提供氧气的能力。这种能力可以通过长期 / 定期训练来提高，从而增加 $VO_2max$。

在讨论心脏的泵血贮备功能时，许多人只对 CO 及其直接决定因素（SV、HR）感兴趣。的确，这很直观，因为血流或输出是心脏结构和功能最重要的终点。但心脏的结构、功能和控制是复杂的，心脏活动的任何表现也应该反映前负荷、后负荷和收缩力的变化。HD-ICG 技术可以动态反映心脏排血、心肌收缩、前负荷和后负荷四方面指标的变化情况，是现阶段理想的血流动力学评估手段。

# 参考文献

[1] Axel Pressler, Josef Niebauer. Textbook of Sports and Exercise Cardiology[M]. Cham: Springer Nature Switzerland AG, 2020.

[2] 黄慧玲，惠海鹏，王星，等 . 无创血流动力学实践手册 [M]. 北京 : 清华大学出版社，2022.

[3] Kitzman DW, Upadhya B. Heart failure with preserved ejection fraction: a heterogenous disorder with multifactorial pathophysiology[J]. J Am Coll Cardiol, 2014, 63(5): 457–459.

[4] Michael Thomas Coll Barroso, Matthias Wilhelm Hoppe, Philip Boehme, et al. Test-retest reliability of non-invasive cardiac output measurementduring exercise in healthy volunteers in daily clinical routine[J]. Arq Bras Cardiol, 2019, 113(2): 231–239.

[5] 封飞虎, 凌波 . 运动生理学 [M]. 武汉 : 华中科技大学出版社 , 2014: 321–352.

[6] Mathew G. Wilson, Jonathan A. Drezner, Sanjay Sharma. IOC Manual of Sports Cardiology[M]. Hoboken: John Wiley & Sons, Ltd, 2017.

[7] Naylor LH, George K, O'Driscoll G, et al. The athlete's heart: a contemporary appraisal of the "Morganroth hypothesis"[J]. Sports Med, 2008, 38(1): 69–90.

[8] Lewis EJ, McKillop A, Banks L. The Morganroth hypothesis revisited: endurance exercise

elicits eccentric hypertrophy of the heart[J]. J Physiol, 2012, 590(12): 2833–2834.

[9] Faulkner JA, Heigenhauser GJ, Schork MA. The cardiac output-oxygen uptake relationship of men during graded bicycle ergometry[J]. Med Sci Sports, 1977, 9(3): 148–154.

[10] Fagard RH, Bekaert IE. Sports Cardiology:Exercise in Health and Cardiovascular Disease[M]. Leiden: Martinus Nijhoff Publishers, 1986.

# 第 3 章 运动员的定义和运动的分类

**学习目标**

1. 理解"运动员"一词的含义，并了解根据临床和科学需求及各种运动类型将运动员分为不同亚组的意义。
2. 了解最常用的运动分类及其主要目标、特点和局限性。
3. 掌握运动处方的原则。

## 一、运动员的定义

运动员一词来自希腊语"athlos"，意思是"成就"[1]。事实上，运动员通常被认为是身体和心理条件优越的人，这是他们成为优秀运动员的先决条件。然而在医学研究中，该术语的使用具有完全不同的含义，并且在国际指南之间仍未达成共识。

就本书而言，运动员被认为是定期从事体育活动和锻炼的个人，也可称为运动（锻炼）者。显然，这个定义比以前的定义要宽泛得多，因为我们认为医学和科学界有责任让所有的经常参加体育活动的人参与进来。从增进健康的角度来说，他们可能是从体育参与中受益最大的群体。因此我们有必要通过教育进行文化变革，目标是推动全民健身和全民健康的深度融合，进一步推动体育强国的建设。在这个基础上，运动员可以分为以下 3 种类型。

- 休闲运动员：从事娱乐性运动锻炼的个人，比如自发体育锻炼的个人。
- 竞技运动员：定期进行锻炼和训练，并参加任何级别的正式体育比赛的个人。

- 精英运动员和职业运动员：在竞技运动员中构成一个亚组，他们通过参与体育运动谋生，通常在国际水平上竞争，并取得优异的运动成绩。

## 二、运动的分类

根据分类的目的，体育学科有多种分类方式。现有的分类考虑了运动五个不同方面：①活动或运动的强度/类型；②不同运动对体能的需求；③不同运动刺激对运动表现和身体成分的影响；④不同运动方式和强度引起的心血管适应性；⑤运动时晕厥的潜在后果等。在本章中，我们将重点介绍其中两种最常用的运动分类法[1-3]。

### （一）Mitchell 运动分类

Mitchell 分类法是最常用的一种分类方法，其目的是阐明具有特定心血管异常的运动员是否有资格参加竞技运动。Mitchell 分类法主要考虑以下方面：①这项运动的类型和强度；②身体碰撞造成伤害的风险；③晕厥的后果。

通常我们会根据代谢途径把运动分为有氧运动和无氧运动，但这种分类法并不全面。实际上，每项运动都是由静态和动态的动作构成的。动态锻炼通过有节奏的收缩来改变肌肉长度和关节运动，这种收缩通常产生相对较小的力，如步行、慢跑、比较轻松的游泳等，运动过程中心排血量显著增加。而静态锻炼的特点是力量相对较大，肌肉长度和关节运动变化很小或没有变化，如举重、平板支撑等，运动过程中血压显著增高。

基于这两个运动的"相反"组成部分，Mitchell 分类法根据静态和动态运动成分的百分比比例来描述不同的运动，并将具有相似比例的运动归类为特定的亚组（图 3-1）。它最初是为了确定有特殊心血管异常的运动员是否有资格参加竞技运动。现在，这种方法还被用来评估在运动员身上观察到的某些心血管适应性是否可以被他（她）正在进

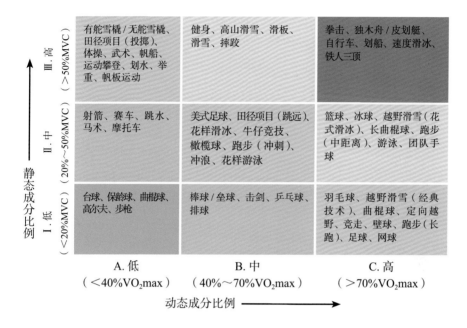

| | A. 低（<40%VO₂max） | B. 中（40%～70%VO₂max） | C. 高（>70%VO₂max） |
|---|---|---|---|
| Ⅲ. 高（>50%MVC） | 有舵雪橇/无舵雪橇、田径项目（投掷）、体操、武术、帆船、运动攀登、划水、举重、帆板运动 | 健身、高山滑雪、滑板、滑雪、摔跤 | 拳击、独木舟/皮划艇、自行车、划船、速度滑冰、铁人三项 |
| Ⅱ. 中（20%～50%MVC） | 射箭、赛车、跳水、马术、摩托车 | 美式足球、田径项目（跳远）、花样滑冰、牛仔竞技、橄榄球、跑步（冲刺）、冲浪、花样游泳 | 篮球、冰球、越野滑雪（花式滑冰）、长曲棍球、跑步（中距离）、游泳、团队手球 |
| Ⅰ. 低（<20%MVC） | 台球、保龄球、曲棍球、高尔夫、步枪 | 棒球/垒球、击剑、乒乓球、排球 | 羽毛球、越野滑雪（经典技术）、曲棍球、定向越野、竞走、壁球、跑步（长跑）、足球、网球 |

静态成分比例

动态成分比例 ⟶

▲ 图 3-1　体育运动的分类

这种 Mitchell 分类法是基于比赛期间静态和动态运动成分占峰值的百分比。根据运动强度（VO₂max%）的增加，动态成分也随之增加，从而导致心排血量增加。静态成分的增加与最大自主收缩（MVC）的比例有关，导致血压负荷增加。最低的心血管总需求（心排血量和血压）用绿色表示，最高的用红色表示。蓝色、黄绿色和橙色表示低中度、中度和中高度心血管总需求

行的运动类型充分解释[4-6]。

虽然 Mitchell 运动分类很全面，涵盖了大多数运动，但是没有考虑成功运动员的体能训练程度，存在低估实际运动强度的风险，并且对于缺乏运动心脏病学经验的临床医生来说可能不太直观。

（二）运动的心血管分类

另一种常用的分类法是基于等张和等长运动成分及运动引起的心血管适应性（图 3-2）[3]。等张运动主要涉及以肌肉长度的显著变化而不是张力为特征的学科，而等长运动则相反，主要靠增加肌肉的张力

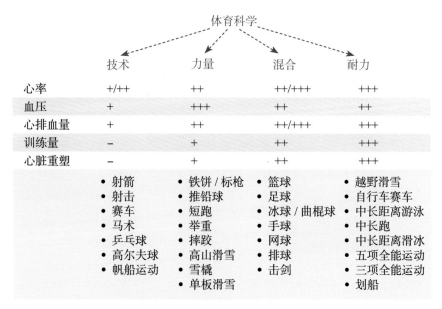

体育科学

| | 技术 | 力量 | 混合 | 耐力 |
|---|---|---|---|---|
| 心率 | +/++ | ++ | ++/+++ | +++ |
| 血压 | + | +++ | ++ | ++ |
| 心排血量 | + | ++ | ++/+++ | +++ |
| 训练量 | − | + | ++ | +++ |
| 心脏重塑 | − | + | ++ | +++ |
| | • 射箭<br>• 射击<br>• 赛车<br>• 马术<br>• 乒乓球<br>• 高尔夫球<br>• 帆船运动 | • 铁饼 / 标枪<br>• 推铅球<br>• 短跑<br>• 举重<br>• 摔跤<br>• 高山滑雪<br>• 雪橇<br>• 单板滑雪 | • 篮球<br>• 足球<br>• 冰球 / 曲棍球<br>• 手球<br>• 网球<br>• 排球<br>• 击剑 | • 越野滑雪<br>• 自行车赛车<br>• 中长距离游泳<br>• 中长跑<br>• 中长距离滑冰<br>• 五项全能运动<br>• 三项全能运动<br>• 划船 |

▲ 图 3–2　根据运动的相对等长和等张成分及由此产生的心血管适应性，简化了最常见的奥林匹克运动项目的分类

而不改变肌肉的长度来对抗一个固定阻力的运动。因此，从这个角度而言，这与 Mitchell 分类非常相似：动态锻炼类似于等张运动，而静态锻炼则基本可与等长运动画等号。此外，该分类还进一步考虑了不同运动成分产生的心血管适应性，如图 3–2 所示。

虽然这种分类法从心血管角度来看是全面的，但它并未考虑到不同运动的大多数生理成分，主要依赖于影像学发现，目的是便于临床运动心脏病专家评估运动员。

各种类型的分类从不同的角度看待体育运动，都具有不同的意义和局限性。因此，根据评估的目的不同，适合的分类法也不同。但我们需要了解，从心血管的角度来看，在许多情况下训练可能比竞技比赛的要求更高。对于可能达到大训练量但不参加比赛的非竞赛运动员，也必须考虑到，与竞技比赛比较，训练负荷可能会引起更大的心血管负荷 [7, 8]。这一观点同样适合于一些自发体育锻炼的耐力运动的"狂热者"。

## 三、运动处方

运动处方（FITT-V）是指导人们有目的、有计划、科学地进行运动训练的个性化方案。通常运动处方包括以下几方面内容。

- F（frequency）：频率（天/周），指个人每周锻炼或进行身体活动的天数。

- I（intensity）：强度，分为绝对强度和相对强度。同一种运动的绝对强度是一致的。而对于不同生理状态的个体的疲劳感等，相对强度可能存在较大的差异（具体见下文）。

- T（time）：持续时间，指每节课、每天、每周完成的运动量的时间。

- T（type of activity）：活动类型，描述根据学科特点和心血管主要适应性进行的活动类型。

- V（volume）：身体活动量/运动量，指运动强度与单次或累积时间的乘积。即一次具体身体活动的活动量 = 该活动强度（MET 值）与持续时间的乘积。一般用代谢当量 × 时间表示，如（MET·min）或（MET·h）。此外，一定时间的活动量可以累积，不同类型身体活动的活动量也可以相加。

例如，某人每天以 4km/h 的速度（即每小时的运动强度为 3.0 METs）步行 0.5h，每周 5d，则其运动量计算公式为：每天步行的总量频率 =3.0×0.5=1.5（MET·h）；每周步行的总量频率 =1.5×5=7.5（MET·h）。《中国成人身体活动指南》推荐的运动量为每周 8.5～17（MET·h），因此我们可以认为此人运动量未达标，可通过提高强度、运动频率或增加运动时间来提高。

运动强度是运动处方制订的核心内容。可以用来表示运动强度的常用指标包括：①绝对强度，根据运动的绝对物理负荷量测定的强度水平，常用指标为代谢当量（MET），指相对于安静休息时运动的能力代谢水平；②相对强度，根据生理反应情况测定的强度水平，包括主观指标，如疲劳感（可采用 Borg 主观疲劳度量表和谈话测试获得）；客观指标，如心率水平、摄氧量。

（一）绝对强度的衡量

根据代谢当量的水平，身体活动分为：①静态行为活动 1.0～1.5METs；②低强度活动 1.6～2.9METs；③中等强度活动 3.0～5.9METs；④高强度活动：≥6.0METs；⑤相对强度的衡量。

(1) 最大心率百分比（HRmax%）法：我们可以选择一些公式来预估运动中的最大心率，如 HRmax=220- 年龄；HRmax=208-（0.7× 年龄）。这些公式法虽然简便易用，但可能低估或高估最大心率。

(2) Borg 主观疲劳度量表：常用 6～20 的量表，中等强度通常在 11～14 范围内，但不同个体的感觉可能存在显著的差异，如慢跑对于职业运动员而言，可能感觉非常轻松，疲劳度为 7～8；而对于一名很少锻炼的成年人而言，可能感到比较累，疲劳度为 14。

(3) 谈话测试：是指在行走过程中要达到微微气喘但还能与同伴正常交谈的程度，这是合适的中等或低中等运动强度。它的机制是基于这样一个概念，即在乳酸阈或通气阈以上进行运动会妨碍舒适的谈话，因此也是估算运动强度的可靠方法之一。

（二）关于运动强度的确定

医学上最优选的方法是通过递增负荷的心肺运动测试来直接获得（如最大摄氧量），还可以通过无氧阈或每搏阈来制订运动处方。

我们采用运动心肺 - 动态心排的三合一心脏评估方法，以中山大学附属第一医院心脏预防评估中心的病例为大家展示运动处方的制订原则。

患者男性，70 岁，身高 161cm，体重 51kg。临床诊断：冠状动脉粥样硬化性心脏病（冠心病）、高血压病。用药情况：厄贝沙坦氢氯噻嗪、阿司匹林、阿托伐他汀。运动方案：踏车，递增 15W/min。终止运动原因：下肢乏力，达到预测心率。

(1) 肺功能：最大通气量降低、小气道功能下降。通气效率（VE/$VCO_2$=24.7）、呼吸储备（剩余 45%）正常。需另行确认小气道受阻原因，运动以提高咳嗽效率、增强膈肌、肋间肌的力量为主。

(2) VO$_2$peak 占预测值的 53%。

(3) 静息 HR=81 次 / 分，运动中 HR 随负荷上升，HRmax=114 次 / 分。

(4) 无氧阈时，负荷 =72W，HR=113 次 / 分，MET=4.20，Borg 为 12。

(5) 最大 RER=1.01，未见呼气代偿点（RCP）。

(6) 运动过程中每搏输出量（SV）随负荷增加而上升，随后出现平台期，每搏阈 HR=110 次 / 分，负荷 =60W，Borg 为 11～12。

(7) 静息血压 140/73mmHg。

考虑到受试者的年龄和用力程度，我们选取每搏阈作为运动处方的参考，具体见运动处方单（图 3–3）。

**1. 运动前 5～10min 热身、拉伸**

☑ 头颈部运动      ☑ 肩部运动

☑ 脊柱屈伸  ☑ 臀部运动  ☑ 腿部运动  ☑ 踝关节运动

    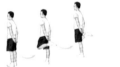  

**2. 呼吸训练**

☑ 腹式呼吸    ☑ 胸廓扩张练习    ☑ 呼吸控制

        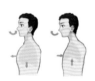

▲ 图 3–3 运动处方示例

## 3. 建议有氧运动方案

F（频率）：每周 5～7 天

I（强度）：□轻度 / ☑中等 / □剧烈　　　目标心率：100～110 次 / 分

　　　　　目标运动负荷：60 W　　　运动级别：4.20 METs

T（运动时间）：每天 1～2 次，每次 30 min

T（类型）：有氧运动（可多选）

☑健步行　　　□慢步跑　　　□爬楼梯　　　□水中步行

速度：4.5 km/h　　速度：___km/h　　速度：___节 / 分钟　　速度：___m/min

步速：6400 步 / 小时　　配速：_____

　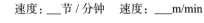

☑健美操 / 广场舞　　☑踩负荷踏车　　☑骑自行车　　□其他 _____

　　　　　　功率：55～60 W　　速度：11～12 km/h

## 4. 抗阻运动方案：（徒手 / 借助器械）

☑肩膀：肩外展　　☑胸部：撑墙　　☑背部：YTW 伸展

　　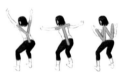

☑腹部：卷腹　　☑臀部：臀桥　　☑前大腿：靠墙蹲

## 5. 运动后 5～10min 整理恢复及拉伸

☑腿部拉伸　　　☑腹部 / 背部拉伸　　　☑肩部拉伸

▲ 图 3-3（续）　运动处方示例

## 小结

在本书中，所有定期参加体育活动的个体都可被称为运动员。各种类型的运动分类法，都具有不同的积极性和局限性。运动强度是运动处方制订的核心内容，可以根据不同的指标来制订，结合每搏阈的运动心肺 – 动态心排的三合一心脏评估，可以同步观察运动过程中的血流动力学，更为精准地把控运动强度。需要强调的是，在某些情况下，休闲运动员和那些出于健康目的参加运动锻炼的个人（后续统称为休闲运动员），也可能达到竞技甚至精英运动员的运动训练量和强度。因此，他们同样也会对运动刺激产生类似的结构和电学的心血管适应（详见第 4 章）。

## 参考文献

[1] Axel Pressler, Josef Niebauer. Textbook of Sports and Exercise Cardiology[M]. Cham: Springer Nature Switzerland AG, 2020.

[2] Mitchell JH, Haskell W, Snell P, et al. Task Force 8: classification of sports[J]. J Am Coll Cardiol, 2005, 45(8): 1364–1367.

[3] Mathew G. Wilson, Jonathan A. Drezner, Sanjay Sharma. IOC Manual of Sports Cardiology[M]. Hoboken: John Wiley & Sons, Ltd, 2017.

[4] Araujo CG, Scharhag J. Athlete: a working definition for medical and health sciences research[J]. Scand J Med Sci Sports, 2016, 26(1): 4–7.

[5] Maron BJ, Zipes DP, Kovacs RJ. Eligibility and disqualiication recommendations for competitive athletes with cardiovascular abnormalities: preamble, principles, and general considerations: a scientiic statement from the American Heart Association and American College of Cardiology[J]. Circulation, 2015, 132(22): e256–e261.

[6] Garber CE, Blissmer B, Deschenes MR, et al. American College of Sports Medicine position stand. Quantity and quality of exercise for developing and maintaining cardiorespiratory, musculoskeletal, and neuromotor itness in apparently healthy adults: guidance for prescribing exercise[J]. Med Sci Sports Exerc, 2011, 43(7): 1334–1359.

[7] Pelliccia A, Adami PE, Quattrini F, et al. Are Olympic athletes free from cardiovascular diseases? Systematic investigation in 2352 participants from Athens 2004 to Sochi 2014[J]. Br J Sports Med, 2017, 51(4): 238–243.

[8] Massimo Fioranelli, Gaetano Frajese. Sports Cardiology: From Diagnosis to Clinical Management[M]. Berlin: Springer–Verlag , 2012.

# 第4章 运动员心脏：对运动锻炼的适应

**学习目标**

1.运动员心脏的定义（电、结构和功能的重塑）。
2.年龄、运动类型对运动员心脏的影响。

定期的高强度运动会导致心脏产生一系列电、结构和功能的变化，统称为"运动员心脏"[1-3]。它的主要表现大致可分为由迷走神经张力增高引起的心电学表现和反映心腔"重塑"的解剖和功能学表现。这些生理变化受到年龄、性别、运动类型、体型和种族的影响。运动员心脏的表现通常是适度的，并且在正常范围内。然而，偶尔有一小部分运动员可能会表现出明显的电、结构和功能改变，这与运动性心脏性猝死（SCD）相关心脏疾病中观察到的改变部分重叠。在这种情况下，区分是生理性的心脏适应还是病理性的疾病对临床医生来说是一项挑战，我们必须要考虑上述所有变量，以便对运动者进行"个性化评估"。

## 一、运动员心脏的电重塑

现有的观察性研究的数据表明，高达 60% 的运动员（尤其是耐力运动员）会表现出生理性的心电图改变，提示迷走神经张力增高和心室肥大[4,5]。其中包括窦性心动过缓（睡眠阶段甚至可能低至 30 次 / 分）、一度和二度 I 型房室传导阻滞、孤立性 QRS 波群高电压、房性异位心律、不完全性右束支传导阻滞、早期复极、偶发性室性早搏和室上性早搏（只要没有症状，通常没有病理意义）。

需要注意的是二度 II 型和三度房室传导阻滞、频发的早搏（动态心电图监测超过 2000 次）和阵发性室上性心动过速，这些通常需要进一步评估。在基础心率非常低的运动员中，随着交感神经活动的增加，早搏通常在运动期间消失（即所谓的"良性"早搏）。

QRS 波群和复极过程的改变在运动员群体中也很常见，通常是生理性的。35%～50% 的运动员表现为不完全性右束支传导阻滞，尤其是在耐力运动员中；而完全性右束支传导阻滞或左束支传导阻滞并非由于运动所致，通常需要进一步评估。此外，孤立性 QRS 波群高电压不应作为运动员群体心脏肥大的指标。

50%～80% 的训练有素的运动员可以出现早期复极，通常见于 $V_2$～$V_4$ 导联。ST 段抬高可表现为凹面向上（白人运动员），也可以表现为凸面向上（黑人运动员）。此外，多达 25% 的具有 ST 段抬高的健康黑人运动员也可能出现负向的 T 波，这种复极异常可能代表了一种种族变异的运动员心脏表现，但目前尚缺乏黄色人种相应的数据。在 2 个或以上的相邻导联中出现至少 2mm 深的 T 波倒置时，这种情况的早期复极需要进一步评估 [4, 5]。

由于静息心率较低，运动员的 QT 间期通常也较长。在进行 QT 间期校正时，必须记住，在心率低于 50 次 / 分或超过 80～100 次 / 分的情况下，常用的校正公式（Bazett 公式，$QTc=QT/\sqrt{R\text{-}R}$）是不精确的，推荐应用线性回归函数法计算心率校正的 QT 间期（如 Framingham 公式或 Hodges 公式）。QTc≥500ms 被认为具有病理意义，而 440～500ms（男性）或 460～500ms（女性）通常被认为是处于"灰色"区域。

## 二、运动员心脏的结构和功能重塑

长期剧烈运动导致的心脏前负荷和后负荷增加与所有心腔的对称扩大有关。SV 的增加是运动员能够长时间产生和维持足够心排血量的主要机制。心脏会通过增加左心室 EDV、减少左心室 ESV 和增强左心室充盈的组合途径来增加 SV。基于 M 型超声心动图的早期研究表明，与久坐不动者的正常个体相比，运动员平均舒张末期直径增加 10%，左心室壁厚度（LVWT）增加 15%～20%。此外，运动员在舒张期表现出更强的心脏充盈，即使在非常高的心率下也会增加 SV，并表现出骨骼肌工作能力的增加，从而导致运动期间的 $VO_2peak$ 显著增高。

（一）对左心室的影响

运动员可以观察到的左心室生理性变化包括：心脏尺寸的增加、室壁厚度的增加和射血分数的降低。一项针对 1300 多名意大利白人奥运会项目运动员的研究表明，45% 的运动员存在左心室腔大小超过预测的上限水平（＞55mm），其中 14% 的选手左心室腔大小＞60mm，这可能与扩张型心肌病的某些表现一致。（耐力）运动员的左心室射血分数可能正常偏低，甚至轻度降低，这也是适应运动的生理过程的一部分[4,5]。

根据 Pelliccia 等的研究[16]，从事不同运动的训练有素的运动员在左心室大小方面表现出显著的差异。划船运动员通常表现为心室腔增大［平均左心室舒张末期内径为（56±3）mm］。在同一研究中，参与划船、皮划艇和自行车运动的运动员的室壁厚度增加最为显著（LVWT＞12mm）。运动员 LVWT 的显著增加可能需要与病理形式的左心室肥厚［如肥厚型心肌病（HCM）］相鉴别[6]。然而，运动员的室壁增厚通常伴有呈比例的左心室增大，这一特征在 HCM 中很少观察到，有助于临床医生进行判断。

（二）对右心室的影响

多年来，对运动导致的生理性适应的研究主要集中在左心室，但最近的一些研究表明，运动员在高强度训练后往往表现出明显的右心室重塑[7-9]。这个结构变化可能与致心律失常性右室心肌病（ARVC，一种可能导致运动期间心脏性猝死的疾病）存在重叠，因此及时区分生理性适应和病理性疾病对于预防可能的悲剧至关重要。

大部分年轻运动员会出现右心重塑，尤其是在男性和耐力运动员中，表现为右心室增大、肺循环压力增加和右心室收缩功能障碍（一般在高强度耐力赛后可以立即观察到），这可能是血流动力学超负荷的表现。部分学者还观察到耐力运动与右心室重塑的相关性，因此推测长期剧烈耐力运动可能导致右心室病理结构改变和促心律失常基质的产生，从而导致"运动性右心室心肌病"的发生发展[4,5,7-9]。

虽然有一些研究描述了耐力运动员的右心室重塑，但关于参与力量型或混合型运动的运动员数据较少[10]。D'Ascenzi 等利用超声心动图进行观察，结果显示在从事技能、力量、混合或耐力训练的运动员中，右心室增大的趋势显著。有趣的是，当测量胸骨旁长轴切面的右心室大小时，几乎 60% 的耐力运动员符合诊断 ARVC 的次要标准，超过20% 的运动员符合诊断 ARVC 的主要标准。需要强调的是，尽管在形态方面存在着右心室重塑方面的特征，但大多数运动员右心室收缩功能仍在正常范围内，这表明运动员的右心室重塑是一个生理过程，并为运动员心脏和 ARVC 之间的鉴别诊断提供了帮助。

在这种情况下，应由心血管专家进行专业的评估，避免因为心肌病的误诊而导致其丧失运动资格，更应该避免对心肌病的漏诊而可能危及年轻的生命。评估手段包括运动心电 – 动态心排的二合一心脏评估或运动心肺 – 动态心排的三合一心脏评估、运动负荷超声心动图、24h 动态心电图监测、心脏磁共振成像（CMR）和基因检测。心肌病的并发症和相关家族史有利于临床诊断。心电图表现为任一导联出现 ST 段压低、T 波倒置、病理性 Q 波或左束支传导阻滞，如果还伴有舒张功能的异常、纵向收缩功能降低、局部室壁运动异常、CMR提示迟发钆增强（LGE）的证据、运动诱发的心律失常、动态心电图上的复杂室性心律失常和 VO$_2$max 降低等异常指标，都高度提示心肌病。

（三）对心房的影响

在训练有素的运动员中，也经常伴有心房的增大[4,5]。Pelliccia 等在一组 1777 名竞技运动员的观察中发现，18% 的竞技运动员左心房（LA）前后径轻度增加（≥40mm），而 2% 表现出明显的 LA 增大（≥45mm）。D'Andrea 等在 650 名的运动员队列中发现，与力量型运动员相比，耐力型运动员的右心房（RA）重塑更为明显。McClean 比较了高动态 / 高静态和低动态 / 高静态两种不同运动类型中运动员的双心房大小，结果显示在高动态 / 高静态运动中双心房显著增大，但在低动态 / 高静态运动中并不存在心房重塑，表明训练的动态成分是发生心房适应的主要驱动因素。

需要强调的是，心房的增大和左心室高电压被认为是孤立性的正常变异，在没有症状、体格检查正常和没有相关家族史的情况下不需要进一步评估。

## 三、年龄对运动员心脏的影响

运动也会诱发年轻运动员的心脏重塑，因为为了追求优秀的运动成绩，越来越多的运动员在儿童时期就开始了高强度的训练。这一点很重要，因为青少年和年轻的成年运动员似乎更容易发生 SCD，因此对于该群体心脏结构和电重塑的正确评估和解释至关重要。

### （一）青少年运动员的电重塑

年龄≤16 岁的青少年运动员，其心电图经常会表现出复极异常，如 T 波改变，其特征是 $V_1 \sim V_4$ 导联的 T 波倒置，我们称之为幼年型 / 幼稚型 T 波。因为幼儿时期通常为右心室优势，表现为右心导联到左心心前区导联的复极极性反转，T 波倒置；随着年龄的增长，优势从右心室转移到左心室，最终在青春期后可观察到成人的心电图模式，T 波倒置仅限于 $V_1$ 和 $V_2$ 导联[4, 5, 13]。

若青少年心电图模式在青春期后的青少年中持续存在，可能需要与心肌疾病和离子通道疾病鉴别。Papadakis 等比较了 1710 名男性青少年运动员（主要为白人，平均年龄 16 岁）和 400 名久坐青少年（对照组）的心电图模式，发现两组之间 T 波倒置的总体发生率没有显著差异。在对照组中并未观察到下壁导联和（或）侧壁导联的 T 波倒置，而在运动员群体中发生率也很低（1.5%），且与左心室肥厚（LVH）或先天性心脏结构异常有关。这一发现表明，无论运动员的年龄如何，下壁导联和（或）侧壁导联的 T 波倒置都需要进一步评估是否存在潜在的心脏疾病。Migliore 等对 8—18 岁的青少年儿童进行了心脏评估，发现随着年龄的增长和青春期的发育，心前区 T 波倒置的发生率明显减少 [4, 5]。

### （二）青少年运动员的心脏结构重塑

Makan 对白人精英男性青少年运动员（平均年龄 15.7 岁）的左心室大小进行了研究。与对照组相比，他们的左心室更大（50.8mm vs. 47.9mm），但没有发现青少年运动员的左心室腔大小＞60mm。因此提出，白人男性青少年运动员左心室腔尺寸的正常上限可被视为≤58mm。

Sharma 等同样也对一群平均年龄 15.7 岁的白人青少年运动员进行了观察，发现他们的 LVWT 更厚、左心室更大。虽然 38 名运动员（5%）的 LVWT 超过正常上限，但只有 0.4% 的 LVWT＞12mm（均为男性），并且所有人都同时伴有左心室腔扩张。所有对照组的 LVWT 均未超过 11mm。这些数据表明白人男性青少年运动员的 LVWT 正常上限可被视为≤12mm [4, 5]。

## 四、运动类型对运动员心脏的影响

### （一）运动类型导致的电重塑

参与动态运动（也称为"等张运动"或"耐力训练"）的运动员（如跑步或骑自行车）的心率通常低于参与静态运动（也称为"等长运动""力量训练"或"阻力训练"）的运动员（如举重或摔跤）。可表现为明显的窦性心动过缓（＜30 次 / 分）、无症状的心脏停搏（＞2s）和交界性逸搏心律。此外，这类运动员更容易出现生理性的电重塑，包括不完全性右束支传导阻滞和左心室高电压，提示心室扩大 [11, 12]。

### （二）运动类型导致的结构和功能重塑

1975 年，Moganroth 等利用超声心动图首次提出运动类型导致心脏结构重塑的概念。所谓的"Morganroth 假说"，即动态运动会增加心脏容量负荷，导致"离心性肥大"，其特征是左心室扩张为主。相比之下，静态运动主要表现为压力负荷增加，导致"向心性肥大"，其特征是左心室壁厚增加为主。

尽管有几项研究与 Morganroth 假说一致，特别是离心性肥大和心室腔增大与动态运动的概念，但运动类型和心脏适应之间的关系要复杂得多，不能简化为两分法。大多数运动项目都表现为这两种成分的混合，很难确定运动的确切性质和训练对左右心室施加的血流动力学负荷 [3]。

心脏结构和功能重塑在职业耐力运动员中最为明显，通常他们每周要进行 10～15h 以上的强化训练。与左心室相比，剧烈运动会使右心室承受更高的负荷 [8, 9]。有研究观察到长期比赛（8～11h）后，右心室功能会出现短暂恶化，而非左心室功能。最近的超声心动图研究也发现，与静态运动相比，动态运动为主的运动员的右心测量值（右心室和流出道）显著增大。

对于休闲运动员而言，低至 3～4 小时 / 周的耐力训练方案也可能导致 3 个月后心脏质量、室壁厚度和心脏体积明显增加。然而，与心室相比，长期耐力训练和比赛（＜10 小时 / 周）可能对心肌相对较薄的心房具有更显著的影响。与非马拉松赛跑者相比，职业马拉松赛跑者（＞6 场比赛）更常出现右心房（60% vs. 35%）和左心房（74% vs. 24%）增大，但两组之间的右心室和左心室大小没有差异，并且只有＜3% 的运动员的右心室和左心室腔尺寸超过了正常上限值 [14]。

## 小结

经常锻炼会触发心脏的结构、功能和电适应。年龄、性别、种族和运动类型对运动引起的心脏重塑的性质和程度有重大影响[15]。运动员心脏的极端表现可能与 HCM、ARVC 等心脏疾病重叠。因此进行全面的运动前心血管评估、了解心脏对运动的适应性变化，以及正确解释运动员的心电图和超声心动图数据至关重要。

# 参 考 文 献

[1] Sharma S, Merghani A, Mont L. Exercise and the heart: the good, the bad, and the ugly[J]. Eur Heart J, 2015, 36(23): 1445–1453.

[2] Finocchiaro G, Sharma S. The safety of exercise in individuals with cardiomyopathy[J]. Can J Cardiol, 2016, 32(4): 467–474.

[3] Haykowsky MJ, Samuel TJ, Nelson MD, et al. Athlete's heart: is the Morganroth hypothesis obsolete?[J] Heart Lung Circ, 2018, 27(9): 1037–1041.

[4] Axel Pressler, Josef Niebauer. Textbook of Sports and Exercise Cardiology[M]. Cham: Springer Nature Switzerland AG, 2020.

[5] Mathew G. Wilson, Jonathan A. Drezner, Sanjay Sharma. IOC Manual of Sports Cardiology[M]. Hoboken: John Wiley & Sons, Ltd, 2017.

[6] Finocchiaro G, Dhutia H, D'Silva A, et al. Effect of sex and sporting discipline on LV adaptation to exercise[J]. JACC Cardiovasc Imaging, 2017, 10(9): 965–972.

[7] La Gerche A, Claessen G, Dymarkowski S, et al. Exercise–induced right ventricular dysfunction is associated with ventricular arrhythmias in endurance athletes[J]. Eur Heart J, 2015, 36(30): 1998–2010.

[8] Zaidi A, Sheikh N, Jongman JK, et al. Clinical differentiation between physiological remodeling and arrhythmogenic right ventricular cardiomyopathy in athletes with marked electrocardiographic repolarization anomalies[J]. J Am Coll Cardiol, 2015, 65(25): 2702–2711.

[9] D'Ascenzi F, Pisicchio C, Caselli S, et al. RV remodeling in Olympic athletes[J]. JACC Cardiovasc Imaging, 2017, 10(4): 385–393.

[10] Basavarajaiah S, Boraita A, Whyte G, et al. Ethnic differences in left ventricular remodeling in highly–trained athletes relevance to differentiating physiologic left ventricular hypertrophy from hypertrophic cardiomyopathy[J]. J Am Coll Cardiol, 2008, 51(23): 2256–2262.

[11] Drezner JA, Fischbach P, Froelicher V, et al. Normal electrocardiographic indings: recognising physiological adaptations in athletes[J]. Br J Sports Med, 2013, 47(3): 125–136.

[12] Quattrini FM, Pelliccia A, Assorgi R, et al. Benign clinical significance of J-wave pattern (early repolarization) in highly trained athletes[J]. Heart Rhythm, 2014, 11(11): 1974–

1982.

[13]  Fudge J, Harmon KG, Owens DS, et al. Cardiovascular screening in adolescents and young adults: a prospective study comparing the pre-participation physical evaluation monograph 4th edition and ECG[J]. Br J Sports Med, 2014, 48(15): 1172–1178.

[14]  Wilhelm M, Roten L, Tanner H, et al. Long-term cardiac remodeling and arrhythmias in nonelite marathon runners[J]. Am J Cardiol, 2012, 110(1): 129–135.

[15]  David J. Engel, Dermot M. Phelan. Sports Cardiology:Care of the Athletic Heart from the Clinic to the Sidelines[M]. Cham: Springer Nature Switzerland AG, 2021.

[16]  Pelliccia A, Caselli S, Sharma S, et al. European Association of Preventive Cardiology (EAPC) and European Association of Cardiovascular Imaging (EACVI) joint position statement: recommendations for the indication and interpretation of cardiovascular imaging in the evaluation of the athlete's heart[J]. Eur Heart J, 2018, 39(21): 1949–1969.

# 第 5 章  流行病学：体力活动、运动和死亡率

**学习目标**

1. 了解久坐行为、体力活动和心肺健康的相关性。
2. 了解体力活动与死亡率和心血管事件之间的明显关联——J 形曲线关系。
3. 了解心脏过度使用综合征。

　　心血管疾病（CVD）的一个重要危险因素是缺乏运动（久坐不动），这个观点的得出源于达拉斯卧床休息和训练研究。1966 年，得克萨斯大学医学院招募了 5 名 20 岁健康男性在暑假期间参加试验，要求志愿者在床上度过 3 周。这个看起来平平无奇的"躺平"试验，却带来了让人大跌眼镜的结果。3 周的卧床，使得年轻志愿者的各项健康指标严重下降，包括静息心率加快、收缩压升高、心脏最大泵血能力下降、体脂增加并伴有肌肉力量下降。之后志愿者接受了 8 周的恢复训练才回到正常状态[1]。研究并没有到此结束。在试验后 30 年和 40 年时，研究人员又分别测试了 5 名志愿者的身体健康指标。结果发现，虽然当初只是卧床 3 周，但导致的后果是他们 20 岁的身体健康状况甚至要比 50 岁和 60 岁时的更差[2]。因此，这一研究确立了久坐行为与不良心血管事件及代谢后遗症之间的因果联系。

　　基于各种循证证据的支持，目前的指南建议冠心病、心力衰竭（包括射血分数降低的心力衰竭和射血分数保留的心力衰竭）、扩张型心肌病等 CVD 患者进行运动锻炼，不建议在急性心血管事件期间或之后立即进行运动。此外，过度的耐力运动可能会导致不良的心脏重塑，并

增加心房颤动的风险，但进行中等强度运动的普通人群或心血管代谢疾病患者，运动的获益远远大于风险。

## 一、久坐行为、体力活动和心肺健康

运动是人的本能，人们很早就意识到了运动对于健康的重要性。古希腊医学家、哲学家希波克拉底（Hippocrates）曾说："Eating alone will not keep a man (woman) well，he (she) must also take exercise"，大意就是"单纯靠饮食是无法保持健康的，你还必须去运动"。我国历史上著名的医药学家和养生学家孙思邈在《千金要方》中描述了"大小劳"对健康的作用："养性之道，常欲小劳，但莫大疲及强所不能堪耳"。这揭示了修身养性的原理，即不要过于疲劳或者强行去做那些力所不能及的事，在历史上较早地提出了运动"剂量"与健康之间量效关系的观点。

而对于运动，从促进健康到防治疾病认识的升华，最早来源于英国的 Jeremy N. Morris 医生。1949 年他对伦敦双层巴士司机和售票员的健康状况进行了研究。在那个年代，双层巴士的售票员需要跑上跑下来卖票，而司机经常坐在方向盘前开车（久坐行为），结果发现司机的冠心病发病率远远高于售票员，由此 Morris 推测运动不足是导致冠心病发生的主要原因，而运动可以降低冠心病的发生率。该研究结果于 1953 年发表，是最早且最有影响力的早期对体力活动（physical activity，PA）与健康之间关系的认识 [3]。

为了排除职业活动对结果的可能影响，Morris 团队还对其他行业的员工（如邮递员和邮局柜台内的工作人员）进行了观察，得出类似的结论，即相比久坐不动的个体，工作中经常运动的个体其冠心病患病率要明显下降，由此开创了"运动与健康"这个崭新的研究领域和学科。

20 世纪 60 年代初，哈佛大学的 Paffenbarger 教授开启了著名的哈佛大学校友研究（College Alumni Health Study）[4]。他采用问卷的方式对体力活动进行定量研究（哈佛体力活动问卷也成为早期体力活动研究的重要工具），把哈佛大学的校友分成 3 组：第一组基本不锻炼，第二组有中等强度的锻炼（受试者的能量消耗为每周 1000～2500kcal），第三组经常参加高强度体育锻炼。分析发现，经常参加体育锻炼的人患冠心病的可能性比不锻炼的人显著降低，由此拉开了研究运动和健康量效关系的序幕。

久坐行为不仅与冠心病的发生有关，还与心力衰竭的发生率有关。在美国加利福尼亚州，男性健康研究（n=82 695，年龄 45—69 岁）的 10 年随访结果显示[5]，最低水平和中等水平体力活动组的心力衰竭发生风险分别比最高水平组高 52% 和 17%。简而言之，较少参加体育运动的人比经常参加体育运动的人患心力衰竭的概率要高出 50%。

为了进一步探究运动能力在健康人中的预后价值，Jonathan Myers 教授于 2002 年在《新英格兰医学杂志》上发表了第一项相关研究[6]。他对 6213 名男性（3679 名心血管病患者和 2534 名健康人）进行为期 7 年的随访，研究终点是总体死亡率。结果提示，心肺耐力（cardiorespiratory fitness，CRF），即有氧运动能力，可以作为体力活动水平的一个客观指标，低 CRF 是一个更好的死亡率预测因子。CRF 每增加 1MET，生存率提高了 12%。

同样，美国退伍军人事务（VA）医疗中心对于 CRF 与死亡率的流行病学研究也得出了类似的结果[7]。在平均年龄为 60 岁的 6749 名黑人男性和 8911 名白人男性中，CRF 每增加 1MET，死亡率风险下降 13%。

随后越来越多的循证证据证实，久坐行为或缺乏定期运动会导致许多心血管代谢疾病的发生，并增加全因死亡和心血管死亡的风险。而较高水平的体力活动和 CRF 可作为预防此类心血管代谢疾病的一种治疗方法，并降低全因和心血管死亡率。

## 二、高强度体力活动（或运动）与不良预后

随后的 50 年，大量的科学文献支持运动对生活质量、心血管健康

和寿命的独特积极作用。因此，许多人认为运动越多获益越大。但是，长期过度的运动可能会产生不利影响，运动锻炼带来的获益可能存在上限[8-10]。例如，超耐力竞赛会造成急性心肌损伤——肌钙蛋白和脑钠肽水平的升高证明了这一点；与短跑比赛相比，马拉松和铁人三项比赛中心搏骤停的发生率更高；此外，资深耐力运动员经常表现出异常的心脏重塑，增加了心肌纤维化和冠状动脉钙化的风险。剧烈的运动锻炼，特别是不健康的个体进行高强度的运动锻炼，会急剧增加心脏性猝死和急性心肌梗死的风险。

1986 年，Paffenbarger 教授继续对哈佛大学校友研究进行了长达16 年的追踪[11]，结果显示当身体活动（包括步行、爬楼梯和运动比赛）消耗的能量从每周＜500kcal 增加到每周 3000～3500kcal 时，死亡率随着消耗能量的增加而呈下降趋势（死亡率下降 54%）；但是，当每周运动消耗的能量＞3500kcal 时，死亡率仅下降 38%。于是，Paffenbarger 教授首次提出了运动与全因死亡率之间呈 J 形曲线的反向相关性。

西班牙 Wilson 医生的团队在 2011 年发表的一项研究中[12]，对"上百马拉松"俱乐部会员( 即所有的会员都已经跑过 100 场以上的马拉松 )进行心脏研究发现，50% 的竞技耐力"老手"存在着心肌纤维化的表现，训练越多的选手心肌纤维化越明显。

2014 年，Williams Thomposon 团队对 2377 名跑者的研究发现[13]，随着运动量的增加，心血管相关的死亡率逐渐下降（高达 65%），但当每周跑步超过 50km 或快走超过 75km 时，死亡率不再下降，表现出运动越多，死亡率反而上升的 J 形曲线趋势。

与许多其他健康结局相似，适量的体育锻炼可以有效预防心房颤动，而体力活动强度的两个极端都可能倾向于促进心房颤动的发生[14]。轻度到中度的体育活动是有益的，可以降低心房颤动发生的风险。与健康的受试者相比，运动能力＜6METs 的受试者表现出更高的心房颤动发生率，而每增加 1MET 的活动量，发生心房颤动的风险可以降低7%。长期高强度的体育锻炼同样会增加心房颤动的风险，如经验丰富的精英耐力运动员发生心房颤动的风险是普通人群的 5 倍以上。

2016 年，Schreiner AD 等设计了一项有趣的横断面研究[15]，利用调查数据将游泳运动员（＞60 岁）心房颤动患病率与普通内科人群进行比较，结果显示虽然内科住院患者具有更高比例的糖尿病和高血压患病率，但游泳运动员组心房颤动发生率更高（26.5% vs. 7%）。这表明竞技游泳应列入心房颤动有关的有氧活动。长期的耐力锻炼已经被证实会增加心房颤动的发生率和风险。

关于每周的体育锻炼剂量，即使是小剂量的运动 [ 例如，从每周 5（MET·h）开始 ] 似乎也可以降低心房颤动的风险，在每周 20（MET·h）的情况下具有最大的益处。超过每周 55（MET·h）（约每周 10h 的剧烈运动），发展为心房颤动的风险开始超过久坐的人群，表现出 J 形 /U 形曲线关系。

## 三、心脏过度使用综合征

如前所述，术语"运动员心脏"多用于表示对运动的生理反应，通常在训练停止后消退。而本章引入另一个术语——"心脏过度使用综合征"或"短暂性心脏损伤"，用于表示可能"不健康"且可能与不良临床事件相关的病理生理学改变。越来越多的证据表明（大多数研究都将马拉松运动员作为主要目标群体进行了评估），长期高强度剧烈运动可诱发或加速结构性损伤，这可能部分抵消常规中等强度运动带来的益处。当然，结构损伤和 CVD 事件很可能是各种复杂因素相互作用的结果。

很多人潜意识里认为，马拉松运动员是最健康人群的代名词，但我们应始终谨记，虽然他们当中部分人已经完成了许多马拉松、超级马拉松或越野赛比赛，但大多数跑者还是要归类为"休闲运动员"的类别。因为他们中有相当一部分个体并没有经过系统性强化规范的训练，可能是因为之前不健康的生活方式，体检发现了心血管危险因素，为了恢复健康才在"中老年时期"开始接触马拉松并参与比赛，这类人群在高强度运动中发生（潜在）心脏损伤的风险更大。

截至目前，较新且权威的关于长期过量运动对心血管风险的认识应该是 Franklin 团队于 2020 年对 300 多个研究进行梳理后发表在 *Circulation* 期刊上的科学声明[16]。综合梳理各循证证据，我们的建议如下。

(1) 对于绝大多数人而言，运动带来的好处多于风险。经常参加运动（如快走）的人，心脏病发作和心脏性猝死的风险可降低 50%。

(2) 相反，如果不经常运动的人贸然参加极限耐力运动（如马拉松和铁人三项）会增加心搏骤停、心房颤动（心律失常）或心脏病发作、心脏性猝死的风险。

(3) 为了促进和维持健康，建议每周 5 天进行至少 30min 的中等强度有氧（耐力）体力活动，或每周 3 天进行至少 20min 的较剧烈强度有氧体力活动，或两者的组合。

(4) 运动是良药 / 良医，前提是适度！像药物一样，运动量不足和过量都不好，并且过量可能导致严重的心脏事件，尤其是久坐少动、身体不适、确诊心脏病、未确诊但具有心脏安全隐患（心血管风险）的人在参加剧烈运动时。

总之，我们需要意识到，运动强度与未来心血管事件和死亡事件之间可能存在的 J 形或 U 形曲线关系：适度运动优于不运动，但极限（或过量）运动可能是有害的。对于想参加马拉松之类极限运动的人，建议先从轻度至中等强度运动开始，逐渐过渡到中等至剧烈强度的运动；如果运动中曾有胸痛、胸闷、心悸、呼吸过度急促等不适症状，或已知患有心脏病及危险因素的个体，应该在运动前做好心脏安全风险评估，获得医生的批准后再进行（目前国内已有一些中心开展心脏安全风险评估工作，如中山大学附属第一医院的心脏预防评估中心，每周开设心脏安全评估门诊）。

## 参考文献

[1] Saltin B, Blomqvist G, Mitchell JH, et al. Response to exercise after bed rest and after training[J]. Circulation, 1968, 38(5 Suppl): VII 1–78.

[2] Jere H Mitchell, Benjamin D Levine, Darren K McGuire. The Dallas bed rest and training study: revisited after 50 years[J]. Circulation, 2019, 140(16): 1293–1295.

[3] Morris JN, Heady JA, Raffle PA, et al. Coronary heart-disease and physical activity of work[J]. Lancet, 1953, 265(6795): 1053–1057.

[4] Paffenbarger RS Jr, Wing AL, Hyde RT. Physical activity as an index of heart attack risk in college alumni[J]. Am J Epidemiol, 1978, 108(3): 161–175.

[5] Young DR, Reynolds K, Sidell M, et al. Effects of physical activity and sedentary time on the risk of heart failure[J]. Circ Heart Fail, 2014, 7(1): 21–27.

[6] Myers J, Prakash M, Froelicher V, et al. Exercise capacity and mortality among men referred for exercise testing[J]. N Engl J Med, 2002, 346(11):793–801.

[7] Kokkinos P, Myers J, Kokkinos JP, et al. Exercise capacity and mortality in black and white men[J]. Circulation, 2008, 117(5):614–622.

[8] Maron BJ. The paradox of exercise[J]. N Engl J Med, 2000, 343(19): 1409–1411.

[9] Möhlenkamp S, Heusch G, Erbel R. Letter by Möhlenkamp et al regarding articles,"can intensive exercise harm the heart? The benefits of competitive endurance training for cardiovascular structure and function" and "can intensive exercise harm the heart? You can get too much of a good thing"[J]. Circulation, 2015, 131(23): e524.

[10] Halliday BP, Gulati A, Ali A, et al. Association between midwall late gadolinium enhancement and sudden cardiac death in patients with dilated cardiomyopathy and mild and moderate left ventricular systolic dysfunction[J]. Circulation, 2017, 135(22): 2106–2115.

[11] Paffenbarger RS Jr, Hyde RT, Wing AL, et al. Physical activity, all–cause mortality, and longevity of college alumni[J]. N Engl J Med, 1986, 314(10): 605–613.

[12] Wilson M, O'Hanlon R, Prasad S, et al. Diverse patterns of myocardial ibrosis in lifelong, veteran endurance athletes[J]. J Appl Physiol, 2011, 110(6): 1622–1626.

[13] Eijsvogels TM, Molossi S, Lee DC,et al. Exercise at the extremes: the amount of exercise to reduce cardiovascular events[J]. J Am Coll Cardiol, 2016, 67(3): 316–329.

[14] Axel Pressler, Josef Niebauer. Textbook of Sports and Exercise Cardiology[M]. Cham: Springer Nature Switzerland AG, 2020.

[15] Schreiner AD, Keith BA, Abernathy KE, et al. Long–term competitive swimming and the association with atrial fibrillation[J]. Sports Med Open, 2016, 2(1): 42.

[16] Franklin BA, Thompson PD, Al-Zaiti SS,et al. Exercise related acute cardiovascular events and potential deleterious adaptations following long-term exercise training: placing the risks into perspective-an update: a scientific statement from the american heart association[J]. Circulation, 2020, 141(13): e705–e736.

# 中　篇
## 运动与临床心脏病学

# 第6章 运动相关性心搏骤停与猝死

**学习目标**

1. 了解运动相关性心搏骤停与猝死的发生率（包括竞技运动和休闲运动）。
2. 总结有关运动相关的心脏性猝死的原因。
3. 掌握、预防和减少运动相关性心搏骤停与猝死发生的策略。

定期的体育活动有助于降低长期的总体死亡率及心血管死亡率，包括心搏骤停（sudden cardiac arrest，SCA）和心脏性猝死（sudden cardiac death，SCD）；然而，剧烈运动可能会增加（运动期间或运动后不久）猝死的短期风险。这种运动的"悖论"早在20多年前就已经被描述，加上媒体广泛报道的与体育有关的死亡事件——从NBA运动员雷吉·刘易斯（Reggie Lewis）27岁在训练中猝死、贾森·科利尔（Jason Collier）28岁死于急性心肌梗死，再到最近丹麦足球运动员埃里克森（Ericson）在赛场上突然倒地，体育锻炼作为SCD的潜在诱因受到了广泛的关注。

必须强调的是，定期的体育锻炼对心血管系统的获益已经得到充分的证实，过度关注与运动相关的SCA/SCD不应掩盖规律锻炼带来的无可辩驳的益处，并且运动相关性SCA/SCD的风险随着定期规律的运动训练而降低。

因此，本章着重于总结该领域的最新知识，概述体育运动（锻炼）与SCA/SCD的联系，并围绕我们心脏预防评估中心开展的"心脏安全行动家——心安校园行"活动对目前关于心脏风险筛查和防治SCA/SCD的措施进行概括。

## 一、运动相关性 SCA/SCD 的发生率及先兆症状

对于运动相关性 SCA/SCD，考虑到运动是降低包括 SCA/SCD 风险在内的有效"药物"，学术界使用了"药物过量"的类比。这一类比表明，运动与死亡率之间可能遵循 J 形或 U 形曲线的关系，即适度运动可以降低总体死亡率，但剧烈运动又会使死亡率增加，这是由于短期 SCA/SCD 风险的平衡效应。

SCA 是年轻运动员（<35 岁）在运动和锻炼期间猝死的主要原因。目前运动员 SCD 的发病率为 1/100 万～1/2.3 万，而一些特定的运动员群体的猝死风险更高（可达 1/0.3 万）[1-3]。运动员 SCA/SCD 发生率的估计值差异很大，受研究方法、年龄范围、研究人群、SCA 幸存者是否纳入，以及休息或非运动时段发生的病例是否纳入的影响。

SCD 发病率的首次报道是在 20 世纪 90 年代，Van Camp 等通过对高中和大学生运动员的回顾性队列进行研究[4]，发现这一群体 SCD 的发生率约为 1/18 万。而最近的针对美国大学生运动员 SCD 的 10 年调查结果显示[5]，大学生运动员 SCD 的总体风险约为 1/5.4 万。总体而言，男性的风险高于女性，黑人运动员的风险高于白人运动员，篮球运动员的风险最高，而男性黑人篮球运动员发生 SCD 的风险高达 1/0.53 万。

很多证据都支持这样一种观点，即运动员表现出基于性别、种族、运动和比赛水平的 SCA/SCD 风险差异[6, 7]。男性发病率始终高于女性，相对风险为 3∶1～9∶1（男性∶女性）。所有运动项目的黑人大学生运动员发生 SCD 的风险是白人同龄人的 3.2 倍。此外，美国的研究一致显示[8, 9]，男子篮球和美式足球这两项运动是最具风险的运动类型，占所有已确定的 SCA/SCD 病例的 50%～61%。为了充分了解运动相关心血管风险及通过筛查预防重大心血管事件的可能性，发病率评估应包括 SCA 幸存者和不同时段发生的 SCD 病例（即运动、休息或睡眠）。

就病史而言，相当一部分患者既往有心脏病病史，还有一些患者在 SCA/SCD 事件发生前 1 周左右出现过先兆症状，如胸痛、呼吸困难、乏力等。事实上，多达 1/3 的运动相关性 SCA/SCD 患者在事件发生前

几天出现预警症状[10]，但通常被忽略。对这一点的关注可能会为亚急性预防创造空间，更好地识别高危患者，教育他们进行自我风险评估并及时就诊。

## 二、运动相关性 SCA/SCD 的原因

对大多数疑似 SCD 的运动员进行的尸检分析显示，结构性心脏或动脉疾病是主要原因。Tabib 及其同事在对 1500 例尸检的回顾性分析中[11]，根据运动相关 SCD 事件发生时的年龄报道了不同的病因模式：30 岁以下，主要原因是遗传性疾病，如肥厚型心肌病（HCM）和致心律失常性右心室心肌病（ARVC）；而 30 岁以上，则是冠状动脉粥样硬化性心血管疾病（ASCVD）占主导地位。

一项美国的对猝死运动员的尸检研究[12]发现，HCM（占 26.4% 的病例）和冠状动脉解剖异常（占 13.7% 的病例）是引起 SCD 最常见的结构性心脏病原因，其他原因还包括非特异性左心室肥厚、心肌炎、马方综合征引起的主动脉瘤破裂、ARVC、主动脉瓣狭窄和 ASCVD 等。心脏震荡猝死综合征（commotio cordis，CC）简称心脏震荡，是潜在结构性心脏病的一个特殊情况，现被认为是运动相关猝死的第二常见心脏原因[13]。

需要强调的是，在所有与体育相关的 SCD 中，只有 6% 发生在年轻的竞技运动员身上，剩下的 94% 都发生在休闲体育参与者群体[14]。这个数据是非常直观的，因为和竞技运动员相比，休闲运动员的数量非常巨大。因此，我们迫切需要将注意力集中在这一庞大的高危人群上。

### （一）肥厚型心肌病

HCM 是一种较为常见的常染色体显性遗传的结构性心脏病，在细胞水平上表现为心肌细胞结构紊乱，导致左心室不对称肥厚（通常位于室间隔），偶尔出现左心室流出道梗阻，恶性室性心律失常和 SCD 的发生风险较高，是运动相关猝死（尤其是年轻人猝死）的重要病因，

在普通人群的发病率为 1/500～1/1500[12]，男性远多于女性。HCM 可能在心电图（ECG）上表现为非特异性的左心室肥厚（LVH），但也有约 10% 的患者表现为完全正常的 ECG。

为了发现潜在的 SCD 高危患者，2014 年欧洲心脏病学会（ESC）发布的《肥厚型心肌病诊疗指南》中引入了 5 年内猝死风险预测方程[15]（主要风险指标包括最大室壁厚度、左心房内径、最大左心室流出道压力阶差、是否有心脏性猝死的家族史、是否有非持续性室性心动过速），建议通过此方程对 16 岁以上患者的 5 年猝死风险进行评估（Ⅰ类推荐，B 级证据水平），以判断是否需要植入 ICD。

然而，即使没有出现以上所述的主要风险指标，剧烈的体力活动也可能诱发恶性室性心律失常。因此，当前的美国心脏病学会（ACC）/美国心脏协会（AHA）指南[16] 建议，所有的 HCM 患者，无论 SCD 风险因素如何，都不应参加竞技运动，但归类为 ⅠA 级的"低静态/低动态"的运动除外（如台球、保龄球和高尔夫球）。同时，虽然 HCM 患者的确有猝死风险，尤其是年轻患者，但就目前研究结果显示 SCD 发生率 <6%，因此重视定期评估、科学指导才是关键所在。此外，不建议以参加竞技体育作为唯一或主要目的从而启动抗心律失常药物或植入 ICD 等一级预防治疗。

### （二）冠状动脉的主动脉起源异常

当胚胎发育过程中，冠状动脉异常起源于主动脉窦时，就会发生冠状动脉异常起源（AAOCA）。这些解剖异常中最受关注的是起源于右 Valsalva 窦的左冠状动脉主干（LMCA）或左前降支（LAD），以及起源于左 Valsalva 窦或 LAD 的右冠状动脉（RCA）。虽然冠状动脉异常可能是良性的，但它也被认为是竞技运动相关 SCD 的主要原因之一，因此类原因导致的死亡在美国占 SCD 的 17%，在意大利占 16%[7, 17]。

这些解剖特征可使异常动脉纡曲或受压，尤其是在运动过程中可能导致缺血的其他特征，包括急性冠状动脉成角病变加重、窦口发育不良或穿过大血管的异常走行动脉在运动过程中受到冲击[18-20]。与

AAOCA 相关的室性心律失常和猝死可能是由于急性缺血发作或致心律失常的斑块状心肌瘢痕。

值得注意的是，一些 AAOCA 患者，特别是 LMCA 起源异常的患者，可能会出现 SCD 前的劳累症状，包括心绞痛和晕厥。在休息和运动期间采集的心电图无法预测异常的冠状动脉解剖。基于先前症状对 AAOCA 的怀疑倾向于行冠状动脉造影，以明确诊断和指导可能的心脏手术矫正。所有源自右 Valsalva 窦的 LMCA 运动员和源自左 Valsalva 窦的 RCA 运动员，如果在负荷心肌灌注成像中出现症状、心律失常或缺血，应在手术修复前限制参加体育比赛 [7-17]。

### （三）致心律失常性右室心肌病

如前所述，HCM 是美国运动员 SCD 的最常见原因，但一项为期 20 年（1979—1999 年）的意大利年轻运动员（12—35 岁）的前瞻性运动研究，明确了导致运动员 SCD 病因的地区差异 [7, 17]。在这项研究中，意大利运动员 SCD 最常见的原因是 ARVC，其次是冠心病、心肌炎和二尖瓣脱垂。ARVC 在 1982 年由 Marcus 及其同事首次报道，是导致年轻人及运动员猝死的重要原因之一。其主要病理特点为右心室心肌逐步丧失，并被纤维脂肪组织所替代，主要是由于异常的细胞黏附蛋白，导致室壁变薄和动脉瘤形成 [21]。

静息心电图异常表现包括右束支传导阻滞、右胸导联（$V_1 \sim V_3$ 导联）QRS 波群时限＞110ms、右胸导联 T 波倒置，以及左束支阻滞型的室性早搏，部分患者可在右胸导联的 QRS 波群后发现特异性 ε 波，对 ARVC 的诊断具有重要价值。

影像学在 ARVC 的诊断中也有着至关重要的作用，尤其是心脏超声和心脏磁共振（CMR）。心脏超声可发现右心室流出道增宽、右心室运动异常及右心室局部扩张甚至室壁瘤形成等。CMR 除了上述发现外，还可提供纤维脂肪化分布的部位、范围，以及有无左心室心肌受累、计算右心室射血分数等，更为详细地评估右心室功能障碍，因而相较于心脏超声，CMR 在 ARVC 的诊断中具有更高的敏感性，可提供更多具有诊断意义的信息 [7, 17]。

ARVC 发病率估计为 1/5000～1/2000，男性好发，且男性患者的临床表现更为恶性 [22]。常表现为运动相关的室性心动过速、心室颤动等恶性心律失常，甚至 SCD，考虑与雄激素及男性活动量大有关。ARVC 患者多具有阳性家族史，多为常染色体显性遗传模式。来自小鼠模型和人类回顾性数据的证据表明，随着时间的推移，运动量和运动强度的累积也会增加 ARVC 基因型阳性患者不良预后的可能性。因此与 HCM 的情况一样，确诊或疑诊为 ARVC 的运动员不应参加竞技运动（无论低危还是高危患者），但低静态、低动态 I A 级运动除外。同样，不建议出于允许参加竞技体育为唯一或主要目的进行预防性的 ICD 植入 [17]。

### （四）动脉粥样硬化性冠状动脉疾病

运动员年龄的增长是导致猝死的一个重要因素，而冠心病是老年运动员（35 岁以上）SCA 的最常见原因（占 84%）。在这些与冠心病相关的 SCA 病例中，33% 的患者出现了急性心肌梗死（AMI）[7, 17]。

**1. 运动相关性 AMI 的危险性**

心肌梗死发病的决定因素研究（ONSET）[23] 调查了 1228 名 AMI 患者的规律性体力活动水平以及他们在 AMI 前 26h 内的活动情况。剧烈的体力消耗被定义为任何能量消耗≥6MET 的体力活动。有 4.4% 的患者报告了他们在 AMI 前存在剧烈的体力消耗，劳累相关性 AMI 的相对风险增加了 3.9 倍（95%CI 4.6～7.7）。

同样，心肌梗死触发因素和机制研究 [24]（TRIMM）采访了 1194 名 AMI 患者，结果表明剧烈运动会使 AMI 风险增加 2.1 倍（95%CI 1.1～3.6）。

**2. 运动相关性 SCD 的危险性**

医生健康研究对 21 481 名男性医生进行了为期 12 年的随访 [25]，评估剧烈运动对 SCD 的影响。医生们会被问到他们多久进行一次可以使自己流汗的锻炼，因为出汗被认为是一种剧烈的运动。运动相关性

SCD 的定义为每次锻炼 1h 时间窗内的 SCD 发生情况，包括 30min 的锻炼和 30min 的运动后风险期。12 年内共有 23 例运动相关性 SCD（其中 17 例发生在运动期间，6 例发生在运动后即刻），而其他 99 例猝死事件被认定与运动无关。

剧烈运动同样会增加女性 SCD 的风险，但 SCD 的发生率和绝对数量都明显低于男性。护士健康研究（NHS）确定了 84 888 名护士发生运动相关性 SCD 的风险 [26]。在为期 24 年的随访研究中，共发生了 288 例 SCD，只有 9 例发生在运动能量消耗≥6METs 的剧烈活动中。

对美国军方和消防队员等其他活跃的职业运动群体的研究表明，SCD 的发生率较高 [27]。在一项为期 25 年的 630 万新兵的回顾性队列研究中（基础训练的中位年龄为 19 岁），新兵 SCD 发生率为 1/1 万。在一项后续研究中，对经常进行体力活动但不一定是基础训练期间剧烈活动的现役军人的 SCD 发病率进行了调研，结果表明，18—30 岁的现役军人 SCD 发病率约为 1/3 万。正如所料，"老年"军人（＞30 岁）继发于 ASCVD 的 SCD 发生率增加。

### 3. 运动相关性 AMI 和 SCD 的原因

运动相关性 AMI（尤其在无先兆症状的个体），最常见的是斑块破裂和急性冠状动脉血栓形成所致。与那些运动无关的 AMI 患者相比，这些患者很少出现冠状动脉的广泛病变，提示运动诱发了急性事件。1975 年，阿舍·布莱克（Asher Black）描述了 12 例与运动相关的心脏事件 [28]，他将其归因于剧烈运动期间的急性斑块破裂。运动导致心率和舒张末期容积增加、收缩末期容积减少、增加冠状动脉的弯曲和收缩压升高等，所有这些都可能导致急性斑块破裂。

相比之下，在所有与运动相关的 SCA 中，只有约 15% 的患者出现急性冠状动脉病变。另外 45% 与运动相关的死亡病例有慢性冠心病的证据，这表明运动性缺血引起的心律失常或心肌瘢痕导致了心脏停搏。因此，无症状个体的运动相关 AMI 通常由急性斑块破裂和血栓形成引起，而运动相关性 SCA/SCD 通常与慢性心肌缺血相关。许多与运动相关的 SCA/SCD 患者有 ASCVD 的相关病史，即 16% 的患者曾确诊为冠心病，33%

的患者在 SCA/SCD 前有典型的心脏病症状，包括胸痛、气促等 [7, 17, 27]。这些提示了成年人在进行较剧烈体育锻炼前进行心脏评估、了解心脏隐患、关注猝死前驱症状的重要性。

### （五）心脏震荡猝死综合征

心脏震荡猝死综合征（CC）是指无基础心脏疾病的个体突然被钝性、非穿透性力量击打左胸部 / 心前区，造成的心脏停搏、心室颤动及猝死现象，也称为心脏震荡 [7]。这是一种特殊类型的钝性心脏损伤，其发病过程及临床特点完全不同于一般的心脏损伤，缺乏心脏外在损伤这一特点可与心脏撞伤（高压电击导致的心肌损伤和气胸）相鉴别。该综合征主要发生于儿童和青少年 [ 平均年龄（15±9）岁 ]，多数在娱乐性或竞技性运动中发生，最常见于棒球赛，亦可见于曲棍球、垒球、空手道及其他有硬物或肢体碰撞胸部的运动中。随着对疾病认识的提高，打架斗殴导致心脏震荡甚至猝死的案例也逐年增多 [7, 17]。

心脏震荡多在运动过程中发生，发病过程短暂，可在没有任何心脏结构损伤的情况下触发心室颤动，死亡率很高。根据美国之前的统计数据显示，尽管大多数患者在 3min 内被实施了 CPR，但心脏震荡抢救成功的概率只有 15% 左右。有文献报道，近年来随着 AED 配备和使用率的增加，心脏震荡的存活率可增加到 58%[7]。然而，这些生存率的提高在不同种族之间的数据并不一致，如非裔美国人群中心脏震荡患者的存活率＜5%，可能是由于更长的救援响应时间以及较低的运动训练和比赛场地 AED 的配备率。

心脏震荡的临床特征表现为胸部被击打后患者迅速倒地，心搏骤停，若不及时抢救可发生猝死。死因主要是恶性心律失常事件，由于机械力作用于局部心肌导致电活动不稳定，进而引发心室颤动 [29-33]。

心脏震荡的发生取决于以下三个决定性因素：①击打的部位：通常为直接击打左心室的中央位置（靠近心影的中央部位），即通常所说的左胸部或心前区；②击打的时机：即心肌易损期，通常是一个很短的时间窗，表现为心电图上 T 波的上升期（即 T 波升支达峰前

10～20ms）；③撞击物体的形状、硬度、直径和速度：一般来说，球形、硬度较大、结构较紧凑、速度较快的撞击物易导致心室颤动的发生，如高尔夫球大小、最高时速 40 英里左右。通过以下几个病例可以加深我们对心脏震荡的理解。

病例 1：男，16 岁，跆拳道运动员。在某次训练过程中，他被队友用脚踹击前胸，随后倒地昏迷不醒。约不到 1min 的时间内，现场队医迅速给患者行体外自动电除颤（AED 治疗），约 3min 后患者被转运至医院急诊。体育馆监控记录了全部过程，最后诊断考虑为心脏震荡。

病例 2：男，18 岁，平素健康，参与多人斗殴，混乱中被人用脚踹击左胸部，约 10s 后突然倒地身亡，倒下过程中双手无支撑，监控记录了整个过程。尸体解剖显示左胸部体表未见明显损伤；肺淤血水肿，双肺实质内见局灶性出血；心肌间质水肿，心膜下及心肌间质见多处小灶性出血；大脑缺氧性改变；多脏器淤血，余未见明显异常。毒物分析也未检出常见毒物成分。病理诊断为心脏震荡。

病例 3：男，15 岁，踢足球时被足球击中前胸，随后出现心悸、出汗、气短，伴恶心和呕吐，6h 后被送往急诊室。查体心率高达 240次 / 分，心电图显示心室扑动。随后出现血流动力学不稳定，血压低至87/56mmHg，考虑为心脏震荡。

过去的数年间，医务人员已经开始认识到心脏震荡为猝死的重要病因之一，为了预防此类恶性事件的发生，首先应教育公众知晓避免对胸部击打的重要性，同时竞技性运动员也应掌握如何避免球类直接击打胸部；其次改善商业用球的设计、降低球的硬度、胸部保护装置的使用等也很重要；最后提高 AED 的配置率和使用率，也是提高急救成功率最重要的有效措施。

## 三、青少年儿童运动相关性 SCA/SCD

目前我国还未建立青少年儿童 SCA/SCD 的报告系统，而在2013 年，美国疾病控制和预防中心与美国国立卫生研究院（National

Institutes of Health，NIH）就已经联手在 10 个州和司法管辖区建立了青少年猝死登记部（SDY–CR），旨在收集 20 岁以下年轻人 SCD（包括与癫痫有关的猝死）的相关信息。

2015 年 AHA 的一份报告表示，美国 18 岁以下的年轻人中有 6300 多人发生了"院外心搏骤停"（out-of-hospital cardiac arrest），存活率仅为 10%～31%[34]。而密歇根州的报告称，该州在 2009 年有 35 名 20 岁以下的青少年发生 SCD[7]。法国一项为期 5 年的前瞻性观察研究报道，年轻竞技运动员（10—35 岁）猝死的相对风险比同龄休闲运动参与者高 4.5 倍[7]。

2019 年 *Journal of Athletic Training* 上发表了一项震撼性的研究[35]，结果表明 2007—2015 年美国青少年（6—17 岁）运动中的大多数猝死都与心脏有关（占 76%），并且大多发生在有组织的中学体育活动中（2/3 以上发生在运动训练期间）。平均猝死年龄为 13 岁，且主要为男孩。排名前 4 位的运动分别是篮球（36%）、棒球（16%）、美式足球（16%）和足球（13%）。

虽然我国还缺乏相应的数据，但青少年儿童的 SCD 始终是一种悲惨和毁灭性的事件，并且这一人群运动过程的监督最少，因此我们提出建议：所有青少年儿童（不仅仅是那些从事体育运动的专业个体），都应该接受可能导致 SCA/SCD 的潜在心脏疾病（或风险）的筛查，尤其在中小学入学阶段，并且应每年进行 1 次心脏安全评估，建立连续性心脏健康档案。

2021 年 7 月 31 日，中山大学附属第一医院心脏预防评估中心联合广东省团省委，启动了"心脏安全行动家——心安校园行"活动，具体内容包括普及健康知识、参与健康行动（鼓励个人养成科学运动的生活方式）、建立"心安"档案和为高危个体提供专业指引，旨在改善青少年儿童运动安全的更为恰当和基于证据的政策决定（中学可能是最有可能采取政策的青少年体育场所）。活动的意义在于：心血管风险的筛查过程将从单纯关注 SCD 预防转变为更多的教育角色；通过评估运动相关性心脏风险因素，提供有关心脏警报症状；普及心脏安全和科学运动的内容，促进青少年儿童健康生活方式的建立。

## 四、应对运动相关性 SCA/SCD 的策略

我们可以从以下两个方面来制订防治运动相关性 SCA/SCD 的策略，即一级预防（通过运动前筛查和大众教育）和改进 SCD 事件的管理（快速识别、早期响应、提高存活率）。理想的情况下，这些方法应相互补充，以取得最佳效果。

### （一）SCA/SCD 的一级预防

运动相关性 SCA/SCD 的一级预防有赖于预先对运动者进行心脏安全风险筛查，且在适当的情况下禁止高风险个体参与较高强度的运动，并作为一种主要预防猝死的手段，以及对运动者和其他相关人员（如健身教练、体育老师、校医、家长等）进行教育。然而，普遍筛查的理念目前仍然存在争议：目前已有 3 个国家（美国、意大利和以色列）全面实施了运动参与前筛查，但各国的方法有所不同。在美国，指南建议在初级保健机构对所有高中和大学生运动员预先进行 AHA 推荐的病史和体格检查筛查，但在没有检测到异常的情况下，不建议进行进一步的无创检测（如心电图）。而在意大利（法律强制实施运动参与前筛查）和以色列，在病史和体格检查中常规添加心电图作为筛查手段。ESC 也建议进行常规参与前心电图筛查，但目前在许多欧洲国家，只有奥运会运动员、职业运动员和其他精英运动员会进行常规筛查。

意大利之所以通过法律强制手段实施运动参与前筛查是基于国内的一项前瞻性研究。1979 年数据显示运动员 SCD 发病率为每年 3.6/10 万 [7]，而 1982 年（基于 12 导联心电图评估的强制性全国参与前筛查开始后），运动员 SCD 的发病率下降到每年 0.4/10 万（高达 90% 的下降）。但考虑到筛查结果的假阳性，可能会成为年轻人参与体育活动的"阻碍"，对长期健康产生有害影响，这些也对我们心血管医生提出了要求，即要谨记我们的目标并非阻止大众参与体育锻炼，而是通过个

体化的参与前筛查和心脏风险评估，提出有针对性的预防策略，或通过专业的指导最大程度降低运动过程中的潜在心脏风险。

国内的现状是，越来越多的刚开始定期锻炼的中老年人、缺乏运动的学生群体及仅在闲暇时间进行体育锻炼的人，与高水平运动者相比，他们接受与运动相关的医学筛查的比例要少得多。在给这些个体进行运动相关 SCD 风险评估时，需要考虑的关键内容包括病史、体力活动水平和之前的运动锻炼情况。

此外，考虑到最近的数据显示，在一些与运动相关的 SCD 病例中存在先兆的预警症状，因此系统评估此类症状，并教育参与者及时识别这些症状并采取适当行动，似乎是一种简单且成本效益高的干预措施，可以用于识别高风险的患者。

### （二）运动相关性 SCA/SCD 的处理

快速识别 SCA 并启动包括早期心肺复苏（CPR）和体外电除颤在内的应急响应系统是降低 SCD 死亡率的核心组成部分。SCA/SCD 发生时，通常有目击者在场，其中一些人可能接受过基本生命支持（BLS）培训。尽管如此，SCA/SCD 的运动者存活率很低，平均存活率为 11%；而现场采用 AED 急救的 SCA/SCD 运动者的预后要好得多，出院存活率可达 64%[7, 17, 36]。

针对青少年儿童的 SCA/SCD 事件，应加强对校医、老师（尤其是体育老师）和家长的培训，包括识别 SCA、启动 CPR 及 AED 的使用。同时建议在运动场所尤其是学校广泛部署 AED，以实现 5min 内首次除颤的目标，提高运动相关性 SCA/SCD 患者的生存率。

### 小结

运动相关性 SCA/SCD 通常是一种灾难性事件，但总体而言，运动是有益的，在心脏病的预防和治疗中，甚至在与运动相关性 SCA/SCD 的长期预防中都有着积极的作用。因此，我们的目标当然不应该是阻止参与体育活动。各相关学科应共同努力加强对运动相关性 SCA/SCD 的预防和管理，通过量身定制个性化的参与前筛查和心脏风险评估，尤其是加强休闲运动员进行高强度（或极限）运动锻炼的关注，有针对性的预防可能特别有益。对于成年人而言，尤其是年龄超过 30—35 岁的人群，冠状动脉疾病是运动性 SCA/SCD 最常见的病理基础，并且大部分在 SCA/SCD 前有预警症状，这使得亚急性预防成为可能。

此外，与运动相关的 SCA/SCD 表现出高度同质的特征，尤其是青少年儿童的 SCD，主要发生在 12—14 岁的男孩中，且大多数发生在有组织的体育活动中。与整体 SCD 相比，大多数情况下被目睹且及时施救的存活率较高，如美国高中学生的存活率高达 85%。因此，我们心脏预防评估中心启动的"心脏安全行动家——心安校园行"活动，主要针对老师（尤其是体育老师）和校医进行培训，针对学生和家长开展心脏安全科普教育，探索 SCA/SCD 的早期干预模式，具有现实的意义。

最后，大多数运动相关的 SCA/SCD 发生在公共场所，且通常有 1 个以上的"目击者"，然而，AED 的使用率低得令人失望，比如法国还不足 1%。我国的现状是 AED 配置率较低，约为 0.2 台 /10 万人（美国为 317 台 /10 万人，日本为 235 台 /10 万人）。因此通过公众教育加强"目击者"CPR 和增加公众 AED 的配备和使用率，也是提高 SCA/SCD 生存率的重要途径。

# 参考文献

[1] Harmon KG, Zigman M, Drezner JA. The effectiveness of screening history, physical exam, and ECG to detect potentially lethal cardiac disorders in athletes: a systematic review/meta-analysis[J]. J Electrocardiol, 2015, 48(3): 329–338.

[2] Corrado D, Basso C, Pavei A, et al. Trends in sudden cardiovascular death in young competitive athletes after implementation of a preparticipation screening program[J]. JAMA, 2006, 296(13): 1593–1601.

[3] Toresdahl BG, Rao AL, Harmon KG, et al. Incidence of sudden cardiac arrest in high school student athletes on school campus[J]. Heart Rhythm, 2014, 11(7): 1190–1194.

[4] Van Camp SP, Bloor CM, Mueller FO, et al. Nontraumatic sports death in high school and college athletes[J]. Med Sci Sports Exerc, 1995, 27(5): 641–647.

[5] Harmon KG, Asif IM, Maleszewski JJ, et al. Incidence and etiology of sudden cardiac arrest and death in high school athletes in the United States[J]. Mayo Clin Proc, 2016, 91(11): 1493–1502.

[6] Harmon K, Asif IM, Maleszewski JJ, et al. Incidence, cause, and comparative frequency of sudden cardiac death in National Collegiate Athletic Association athletes: a decade in review[J]. Circulation, 2015, 132(1): 10–19.

[7] Axel Pressler, Josef Niebauer. Textbook of Sports and Exercise Cardiology[M]. Cham: Springer Nature Switzerland AG, 2020.

[8] Holst AG, Winkel BG, Theilade J, et al. Incidence and etiology of sports-related sudden cardiac death in Denmark—implications for preparticipation screening[J]. Heart Rhythm, 2010, 7(10): 1365–1371.

[9] Winkel BG, Holst AG, Theilade J, et al. Nationwide study of sudden cardiac death in persons aged 1–35 years[J]. Eur Heart J, 2011, 32(8): 983–990.

[10] Drezner JA, O'Connor FG, Harmon KG, et al. AMSSM position statement on cardiovascular preparticipation screening in athletes: current evidence, knowledge gaps, recommendations and future directions[J]. Br J Sports Med, 2016, 26(5): 347–361.

[11] Tabib A, Miras A, Taniere P, et al. Undetected cardiac lesions cause unexpected sudden cardiac death during occasional sport activity. A report of 80 cases[J]. Eur Heart J, 1999, 20(12): 900–903.

[12] Harmon KG, Zigman M, Drezner JA. The effectiveness of screening history, physical exam, and ECG to detect potentially lethal cardiac disorders in athletes: a systematic review/meta-analysis[J]. J Electrocardiol, 2015, 48(3): 329–338.

[13] Link MS. Commotio cordis: sudden death due to chest wall impact in sports[J]. Heart, 1999, 81(2): 109–110.

[14] Marijon E, Tafflet M, Celermajer DS, et al. Sports-related sudden death in the general population[J]. Circulation, 2011, 124(6): 672–681.

[15] Authors/Task Force members, Elliott PM, Anastasakis A, et al. 2014 ESC Guidelines on diagnosis and management of hypertrophic cardiomyopathy: the Task Force for the Diagnosis and Management of Hypertrophic Cardiomyopathy of the European Society of Cardiology (ESC)[J]. Eur Heart J, 2014, 35(39): 2733–2779.

[16] Maron BJ, Friedman RA, Kligfield P, et al. Assessment of the 12-lead ECG as a screening test for detection of cardiovascular disease in healthy general populations of young people (12–25 years of age): a scientific statement from the American Heart Association and the American College of Cardiology[J]. Circulation, 2014, 130(15): 1303–1334.

[17] David J. Engel, Dermot M. Phelan. Sports Cardiology:Care of the Athletic Heart from

the Clinic to the Sidelines[M]. Cham: Springer Nature Switzerland AG, 2021.

[18] Bohm P, Scharhag J, Meyer T. Data from a nationwide registry on sports-related sudden cardiac deaths in Germany[J]. Eur J Prev Cardiol, 2016, 23(6): 649–656.

[19] Finocchiaro G, Papadakis M, Robertus JL, et al. Etiology of sudden death in sports: insights from a United Kingdom regional registry[J]. J Am Coll Cardiol, 2016, 67(18): 2108–2115.

[20] de Noronha SV, Sharma S, Papadakis M, et al. Aetiology of sudden cardiac death in athletes in the United Kingdom: a pathological study[J]. Heart, 2009, 95(17): 1409–1414.

[21] Thiene G, Nava A, Corrado D,et al. Right ventricular cardiomyopathy and sudden death in young people[J]. N Engl J Med, 1988, 318(3): 129–133.

[22] Corrado D, Link MS, Calkins H. Arrhythmogenic right ventricular cardiomyopathy[J]. N Engl J Med, 2017, 376(1): 61–72.

[23] Mittleman MA, Maclure M, Tofler GH, et al. Triggering of acute myocardial infarction by heavy physical exertion: protection against triggering by regular exertion. Determinants of Myocardial Infarction Onset Study Investigators[J]. N Engl J Med, 1993, 329(23): 1677–1683.

[24] Willich SN, Lewis M, Lowel H, et al. Physical exertion as a triggerof acute myocardial infarction. Triggers and Mechanisms of Myocardial Infarction Study Group[J]. N Engl J Med, 1993, 329(23): 1684–1690.

[25] Albert CM, Mittleman MA, Chae CU, et al. Triggering of sudden death from cardiac causes by vigorous exertion[J]. N Engl J Med, 2000, 343(19): 1355–1361.

[26] Whang W, Manson JE, Hu FB, et al. Physical exertion, exercise, and sudden cardiac death in women[J]. JAMA, 2006, 295(12): 1399–1403.

[27] Mathew G. Wilson, Jonathan A. Drezner, Sanjay Sharma. IOC Manual of Sports Cardiology[M]. Hoboken: John Wiley & Sons, Ltd, 2017.

[28] Black A, Black MM, Gensini G. Exertion and acute coronary artery injury[J]. Angiology, 1975, 26(11): 759–783.

[29] Haq CL. Sudden death due to low-energy chest-wall impact (commotio cordis)[J]. N Engl J Med, 1998, 339(19):1399.

[30] Maron BJ, Boren SD, Estes NA 3rd. Early descriptions of sudden cardiac death due to commotio cordis occurring in baseball[J]. Heart Rhythm, 2010, 7(7): 992–993.

[31] Cooper S, Woodford NW, Maron BJ, et al. A lethal blow to the chest as an underdiagnosed cause of sudden death in United Kingdom sports (football, cricket, rugby)[J]. Am J Cardiol, 2019, 124(5): 808–811.

[32] Maron BJ, Haas TS, Ahluwalia A, et al. Increasing survival rate from commotio cordis[J]. Heart Rhythm, 2013, 10(2): 219–223.

[33] Salib EA, Cyran SE, Cilley RE, et al. Efficacy of bystander cardiopulmonary resuscitation and out-of-hospital automated external defibrillation as life-saving therapy in commotio cordis[J]. J Pediatr, 2005, 147(6): 863–866.

[34] Katz E, Metzger JT, Schlaepfer J, et al. Increase of out-of-hospital cardiac arrests in the male population of the French speaking provinces of Switzerland during the 1998 FIFA World Cup[J]. Heart, 2005, 91(8): 1096–1097.

[35] National Athletic Trainers' Association. Study finds that sudden death in middle school age student athletes most common while playing basketball[J]. Journal of Athletic Training, 2019, 54(4): 349–355.

[36] Maron BJ, Haas TS, Duncanson ER,et al. Comparison of the frequency of sudden cardiovascular deaths in young competitive athletes versus nonathletes: should we really screen only athletes[J]? Am J Cardiol, 2016, 117(8): 1339–1341.

# 第 7 章 运动相关性晕厥

**学习目标**

1. 了解晕厥及运动相关性晕厥的定义。
2. 掌握运动相关性晕厥的评估。
3. 掌握心源性晕厥常见的病因。

晕厥是一个在普通人群中相对常见的事件，根据最新的 ESC 指南[1]，晕厥被定义为由于脑灌注不足引起的一过性意识丧失，其特征是发病迅速、持续时间短及自发完全恢复。晕厥可分为三种病理生理学类型：神经介导性晕厥（也称为反射性晕厥）、直立性低血压晕厥和心源性晕厥。晕厥诊断的关键点在于：由脑血流的突然中断造成，这是导致意识丧失的原因。

虽然通常情况下年轻人群（<35 岁）的晕厥多为良性事件，但有时运动相关性晕厥（exercise related syncope，ERS）可能是某些 SCD 相关心脏疾病的前驱表现。对年轻人和运动员来说，猝死的风险分层尤其具有挑战性，因为未被识别的具有潜在威胁生命的心血管疾病的后果可能是灾难性的。有数据显示，年龄 15—35 岁的 162 名猝死患者中，25% 的初始表现为晕厥[2]。这就对心血管医生提出了挑战，必须快速评估风险，并对生理事件（如神经反射介导的"血管迷走神经性"晕厥）和与隐性心脏疾病相关的病理事件进行鉴别诊断。

在评估运动相关性晕厥事件时，应考虑到以下几点：①晕厥可能是几种与 SCD 相关的心脏疾病的初始表现，而这些疾病通常由运动诱发；②对运动相关晕厥的解释可能具有挑战性：人们普遍认为心律失常性晕厥通常发生在剧烈运动期间，而事实上绝大多数与运动相关的猝死发生在休息或轻度劳累时，尤其是在剧烈运动后的早期恢复阶段；③对于运动者而言，由于心脏结构和电生理特性（如窦性心动过缓和心肌肥厚）的运动相关心脏重塑可能难以与病理性改变区分，心电图和超声心动图等诊断检查的解释也可能具有挑战性，这种情况下行运动负荷测试，尤其是兼具观察血流动力学动态变化的二合一和三合一心脏评估可能具有重要的临床价值。

## 一、运动相关性晕厥

运动相关性晕厥是一种在运动期间或运动后即刻发生的晕厥，在运动医学史上曾经用过"运动相关性虚脱"（EAC）一词[3]，用于描述因头晕、眩晕或晕厥而无法独立站立或行走的运动员，导致运动项目完成后出现虚脱。运动相关性虚脱多为直立性低血压导致，通常是良性的，而运动相关性晕厥更值得关注，且运动期间发生的晕厥往往比运动结束/终止后发生的晕厥更具有病理意义。

晕厥的病因高度依赖于年龄[4]。儿童和年轻患者最有可能出现神经介导的晕厥、情境性晕厥和原发性心律失常，如长 QT 间期综合征（LQTS）和 WPW 综合征。在中年人，神经介导的晕厥仍然是晕厥最常见的原因（主要是由于交感神经张力降低，通常伴或不伴有迷走神经张力增高）。与中青年患者相比，老年患者多为心源性晕厥，表现为心脏急性排血受阻导致的心排血量突然下降（如主动脉狭窄和肺栓塞），以及潜在心脏病引起的心律失常。

### （一）流行病学

目前关于普通人群或运动员群体运动相关性晕厥的资料很少，Colivicchi 等最近在一项对近 7500 名运动员的研究中报道[5]，6.2% 的运动员在过去 5 年中曾出现过晕厥，在这些晕厥病例中，86.7% 与运动无关，12.0% 为运动后晕厥，其中 1.3% 为运动过程中的晕厥。

一项评估超级马拉松比赛结束后的晕厥虚脱事件的研究发现[6]，

85% 的晕厥发生在运动员越过终点线之后。其中 15% 可能是由于其他可识别的原因导致，如中暑或低钠血症。这项研究强化了以下观点：比赛结束后的虚脱反应可能是良性的，比赛期间的晕厥或虚脱可能需要进一步调查。

虽然目前关于运动相关性晕厥病因的证据有限，但大多数学者支持以下观点。第一，只有少数晕厥事件与体力活动有关，占总病例数的 3%~20%。第二，虽然运动员晕厥大多数是良性的，但那些出现劳累性晕厥（在运动或劳累期间）的运动员更可能患有心血管疾病，无论是由于结构性心脏病还是原发性心律失常，这些都与 SCD 的风险增加有关。

（二）病理生理学

在运动过程中，心率和每搏输出量的增加及总外周阻力的降低共同导致心排血量的增加，且 CO 的增加与摄氧量成正比，在耐力运动员中尤其明显。肌肉活动对于维持 CO 至关重要，因为肌肉收缩充当了促进静脉回流的"第二心脏"。运动后，如果没有这种肌肉活动来增加静脉回流，心脏充盈可能会因为左心室舒张末期压力（LVEDP）和 SV 的减少而急剧下降，从而使脑血流量一过性减少。

此外，耐力训练导致的慢性容量负荷增加和心脏适应使得有效心室顺应性增加，并改变了压力—容量关系，从而改变了运动员心脏的 Starling（SV/LVEDP）曲线关系。这种增加的心室顺应性和更为陡峭的 Starling 曲线在运动参与期间对运动员非常有益，有助于将大量血液输送到工作的骨骼肌。然而，这种适应性在直立期间可能存在一个明显的缺点，即当充盈压力降低时 SV 的降幅更大[7]。

这强调了 SV 在血压控制的"三重乘积"（HR×SV×TPR）中的重要性。一些研究表明，SV 可能是一个重要的独立因素，不受自主神经系统的排他控制，因此是运动相关性晕厥的重要病理生理因素。该理论并不排除自主神经对心室充盈和收缩的影响，但确实表明影响运动员心脏机械舒张特性的适应性可以解释该人群中出现的直立不耐受[8]。

## 二、心源性晕厥

### （一）晕厥的心源性原因分类

晕厥或晕厥前兆可能表明左心室流出道梗阻或心律失常。患有器质性心脏病（如冠状动脉疾病、瓣膜病或先天性心脏病）或心肌病的患者比患有心脏传导系统疾病（心律失常）的患者更容易诊断。由于心律失常可能是偶发性的，发现无症状的短暂心律失常或未发现此类心律失常并不能排除心律紊乱是导致晕厥的原因。

总的来说，导致晕厥的心脏原因可分为三类：缓慢性心律失常、快速性心律失常和血流动力学原因导致的低心排血量。导致年轻人和运动员晕厥的心脏原因与老年患者有很大不同。对于年轻人晕厥的检查应特别注意排除可能导致危及生命的室性快速性心律失常的潜在心脏疾病，常见的包括遗传性心肌病（如 ARVC 和 HCM）、孤立性非缺血性左心室瘢痕、离子通道疾病（如 LQTS、Brugada 综合征和 CPVT），以及冠状动脉起源异常。

ARVC 虽然很少见，但带给年轻人的影响可能是致命的。由于其体格检查无显著异常，通常临床医生必须高度怀疑才能诊断出这种情况。典型的心电图表现为右胸前导联 T 波倒置。由于这类疾病通常只会严重影响右心室，因此在疾病发展过程的早期，超声心动图可能会出现漏诊。

孤立性非缺血性左心室瘢痕是一种以左心室纤维化为特征的疾病[9, 10]，呈非缺血性分布，通常可涉及侧壁，与特定的心脏病无关。虽然瘢痕传统上被认为是已治愈的心肌炎，但其病因学基础（包括剧烈运动的可能作用）仍有待确定。临床相关性在于瘢痕组织可能是危及生命的室性心律失常的基质，特别是在运动期间。因此，如果在 Holter 监测或运动测试中发现室性早搏具有右束支传导阻滞的特征，尤其心律失常是运动诱发的且具有重复性，无论超声心动图结果如何，都建议行心脏 MR 检查以排除潜在的左心室瘢痕。

离子通道疾病是一种遗传性疾病，其特征是在没有心脏结构改变的情况下，心肌细胞离子电流异常[8, 11, 12]。长 QT 综合征可能导致继发于自限性尖端扭转型室性心动过速的心律失常性晕厥。Brugada 综合征是由心肌细胞钠电流缺陷引起的，可能导致危及生命的室性心律失常和 SCD，尤其是在 40—50 岁的男性。迷走神经活动加剧了离子通道缺陷，因此室性心律失常通常发生在休息或睡眠期间。晕厥可能是 Brugada 综合征的临床表现，但通常与运动无关。CPVT 是一种遗传性疾病，由肾上腺素能刺激期间钙处理蛋白缺陷导致心肌细胞钙浓度升高引起。对于运动相关性晕厥的患者，如果在运动过程中出现多形性室性早搏，且随着运动负荷的增加，其数量和复杂性增加，应考虑进行排除 CPVT 的基因检测。

### （二）心脏安全评估的重要内容

#### 1. 家族史和个人史

详尽的家族史和个人史对于晕厥的病因诊断至关重要。事实上，在评估晕厥的运动员时，应仔细考虑 SCD、心肌病或离子通道疾病的阳性家族史，因为这可能提示心律失常性晕厥。年轻时不明原因 SCD 家族史阳性的情况被纳入可能的心脏性晕厥"危险信号"的现行 ESC 晕厥指南。反复晕厥发作和已知或疑似心脏病的存在，以及发作的情况对于晕厥患者的诊断和治疗非常有用[11]。

#### 2. 与体育锻炼和体育活动的关系

对意识丧失情况的评估可能有助于鉴别神经介导性晕厥和心源性晕厥。一方面，如果晕厥明显与特定情况有关（如紧张、焦虑、恐惧、剧痛、闷热等），通常无须进一步检查即可被视为良性晕厥（称为情境性晕厥），如个人病史为阴性、无 SCD 或心肌病家族史、体检和心电图正常的患者在疼痛或站立时间过久时出现的晕厥。另一方面，评估运动期间发生的晕厥可能更具挑战性。传统上认为发生在剧烈运动期间的晕厥通常是心律失常所导致的，而运动后的意识丧失则表明低血压机制的存在。然而，对视频记录的 23 例运动期间 SCA 或心律失常性晕厥的分析显示，绝大多数（96%）并非发生在运动高峰期，而是发生在休息或轻度运动期间，特别是在剧烈运动后的早期恢复阶段[8]。可能的解释包括两方面：第一，心律失常可能发生在运动的高强度阶段，但仅在短时间内导致 SCA 或晕厥；第二，运动后恢复期出现的迷走神经活动激增可能起到了重要的促心律失常作用，因为乙酰胆碱刺激能够加剧心肌细胞动作电位的不均匀性。

需要强调的是，无论病理生理学机制如何，主要的临床意义是心律失常性晕厥似乎更多地发生在运动的低强度阶段，而不是在峰值运动期间：曾有观念认为运动后的晕厥事件不太可能是由结构性的心脏病所引起，而主要由神经介导性晕厥或运动后低血压反应导致。但现在的观点是运动后晕厥不应被归类为"与运动无关"，也不应被视为先天良性。

**3. 运动负荷测试**

考虑到运动相关性晕厥的心源性原因，我们认为所有的晕厥患者都应该进行彻底的心脏评估，包括全面的病史采集、体格检查（仰卧位和直立位血压测量）、12 导联心电图、超声心动图、CMR，以及对心律失常的激发试验，如运动负荷试验或电生理检查。

对晕厥患者进行运动负荷测试可以诱发与运动相关的症状，以及揭示心肌缺血或运动诱发恶性心律失常的迹象。欧洲和美国的指南都建议对于在运动期间或运动后不久出现晕厥的患者进行运动负荷测试。如果怀疑有冠状动脉疾病，还应考虑对＞35 岁的运动员进行运动测试。当存在心电图和血流动力学异常并且在运动期间或运动后立即出现晕厥时，对冠心病具有诊断意义。此外，即使没有发生晕厥，运动期间出现二度 Ⅱ 型或三度 AVB 也被认为具有诊断性。尽管在受过训练的年轻运动员中心脏变时功能不全并不常见，但可能表明窦房结功能障碍。有些运动员的静息 ECG 中没有明显的 QT 间期延长，但是在运动中 QT 间期没有缩短（通常情况下，随着心率的加快，QT 间期会相应缩短），这些情况都具有特定的临床意义。

当然，运动负荷测试也有一些局限性，特别是在训练有素的运动员中（包括休闲运动员）[13]：因为常规采用的运动方案具有强度低、持续时间短的特点，可能不足以在训练有素的运动员中引发症状。比如即使从 Bruce 第 4 阶段这样的高水平运动开始，平板运动测试也不一定能再现实际比赛的确切生理情况和体力需求；又比如举重运动员在比赛或训练期间的血压峰值可能高达 300mmHg，甚至 500mmHg，这可能会导致神经性反应，而在篮球场上运球时不会发生这种情况。为了尽量减少这些限制，我们建议采用个体化方案，同时考虑运动类型和晕厥发生的情况。当达到最大预测心率的 85% 时，不应停止运动测试，而应持续到筋疲力尽。即使运动测试没有引起症状，也应仔细评估可能提示心律失常的其他迹象。特别是随着运动量的增加，室性早搏的数量和复杂程度增加，应考虑存在潜在的心血管疾病。

此外，在运动测试的过程中实时观察血流动力学的变化至关重要（缺血裂隙的原理）。因此在运动过程中应注意观察有无 SV 的下降和 SV 递增的幅度，可以帮助临床及时识别由于血流动力学原因导致的低心排血量和晕厥。结合二合一或三合一心脏评估和运动负荷超声检查具有较高的成本效益比。

### 三、晕厥患者的管理

在进行全面评估期间，不建议运动相关性晕厥患者参加田径运动。对于高强度耐力运动中 / 后出现晕厥的患者，治疗的首要目标应该是增加盐和液体的摄入量。如果发现晕厥发作的前驱症状，患者应平躺直到发作结束。

显著的窦性心动过缓、一度 AVB 和二度 I 型 AVB 在训练有素的运动员中通常是生理性的，只要他们的心脏变时功能正常，则不需要治疗。二度 II 型或三度 AVB 通常需要植入永久起搏器治疗，此类患者术后应暂时限制其参与运动，并在术后 3～6 个月进行随访和重返运动的评估。在户外运动尤其是极限运动中出现晕厥、晕倒的运动员，可参照以下处理流程[11, 14-18]。

(1) 评估患者的血流动力学是否稳定。如果不稳定，应根据现场是否配备 AED 以进行电复律或 CPR 后送往医院急救。

(2) 若血流动力学稳定，则应进一步评估患者的精神状态：①精神状态不正常者，应立即评估患者的体温、血糖、电解质水平，随后考虑失温（体温<35℃）、疲劳性中暑（体温>40℃）、低钠血症（<135mmol/L）、低血糖（<3.36mmol/L 或 60mg/dl），还有必要排除癫痫发作、咳嗽变异性哮喘及心源性原因；②若精神状态正常，应根据晕厥 / 晕倒的场景进一步区分。运动过程中晕厥，需考虑创伤性、心源性、过敏反应和中暑，并给予相应的治疗；若是在运动后晕厥，应考虑运动相关性（如"重力"性休克），并给予抬腿促进静脉回流或相应的药物治疗。

临床医生经常遇到的一个场景是，"发生了运动相关性晕厥的运动员能否安全重返运动？"一般来说，没有结构性心脏病的运动员在运动后发生晕厥，重返运动是可能的，尤其对于休闲运动员而言。1995 年 Calkins 对 17 名确诊为运动相关神经反射性晕厥的运动员进行了平均 35 个月的随访，发现通过适当的管理，休闲和竞技运动员都不需要改变他们的运动习惯或终止运动。然而那些在检查中发现有心脏结构或电学异常的运动员，或在运动过程中出现晕厥的运动员应受到限制，直到做出明确诊断，并应在心血管专科医生的专业评估下做出重返运动的决定。

## 四、临床病例介绍

病例 1：一名 38 岁的男性在跑步后 2min 出现晕厥，发作时意识丧失，家人诉其大口喘气、四肢僵直，持续时间约 20s，后自行恢复意识，没有恶心或呕吐，但不能回忆当时的情景。恢复时的生命体征正常。急诊心电图提示"$V_2 \sim V_4$ 导联 ST 段明显抬高，可见 Brugada 波"（图 7-1），后诊断为 Brugada 综合征。

病例 2：一名 28 岁的男性，酷爱游泳，近 3 个月反复频繁发作心悸、晕厥前兆，症状多发生在游泳结束后数分钟。心电图（图 7-2）提示规则的、窄的 QRS 心动过速心率（232 次 / 分），经电生理检查确诊为特发性室性心动过速并成功射频消融。2 个月后患者重返游泳运动。

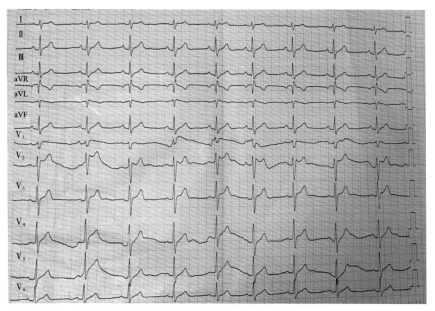

▲ 图 7-1 病例 1 的急诊心电图

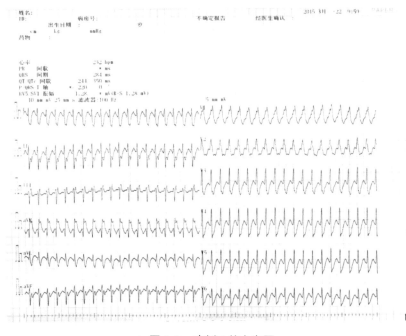

▲ 图 7-2 病例 2 的心电图

病例 3：一名 17 岁的女孩在体育课上弯腰捡球时突发黑矇，随后意识不清、晕厥。1 年前开始伴发噩梦，7 个月前出现清醒状态下左侧嘴角不自主抽动表现，持续 10 余秒后缓解；多次至医院就诊，疑为"癫痫"，并予以抗癫痫药物治疗，依从性差，治疗效果不佳。经 24h 动态心电图（图 7-3）检查，可见尖端扭转室性心动过速（Tdp）发作，考虑长 QT 综合征合并尖端扭转性室性心动过速。最后确诊为"长 QT 间期综合征、继发性癫痫"。

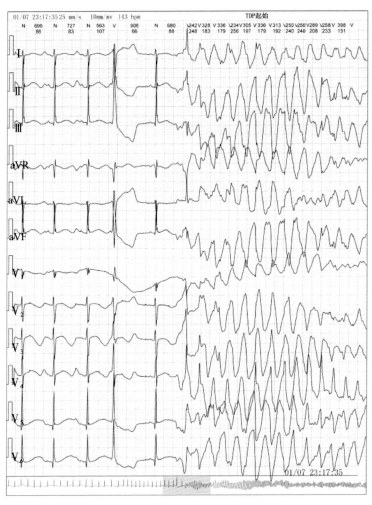

▲ 图 7-3　病例 3 的 24h 动态心电图

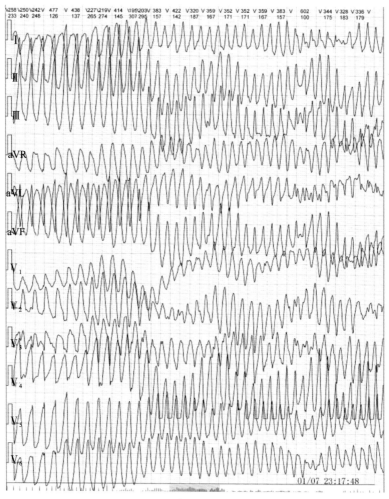

▲ 图 7-3（续） 病例 3 的 24h 动态心电图

　　总之，对运动性晕厥的评估应包括详细的病史采集，包括事件发生前可能具有预警意义的"信号"（如大汗、恶心、心悸和胸痛等）、单次或多次出现、持续时间和恢复时的精神状态。还应评估晕厥是否发生在长距离运动期间，这种情况下可能存在电解质紊乱；是否发生在特定情境下（如游泳时或突然的巨大的噪音所诱发，通常与长 QT 间期综合征有关；发热期间或高温运动后，如 Brugada 综合征；或钝性胸部创伤后的心脏震荡等）；导致损伤的晕厥通常提示心律失常所致。当初步评估不能区分是否为心源性晕厥时，需要进一步详细的检查。建议进行超声心动图和 CMR 以排除结构性心脏病的存在，运动负荷试验以诱发运动相关的症状、心律失常和心肌缺血。运动相关性晕厥的诊断、治疗和管理具有挑战性，但通过科学的指导，运动员仍有可能安全地恢复体育锻炼和运动。

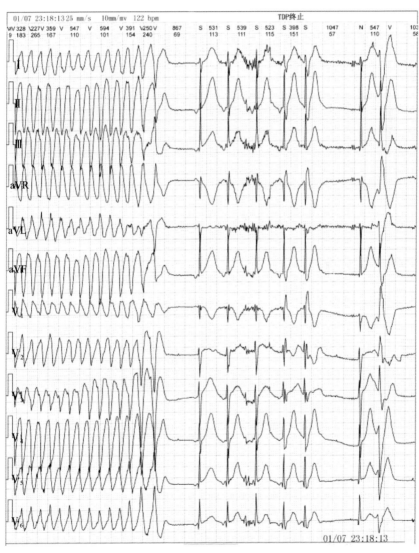

▲ 图 7-3（续）　病例 3 的 24h 动态心电图

# 参考文献

[1] Brignole M, Moya A, de Lange FJ, et al. 2018 ESC Guidelines for the diagnosis and management of syncope[J]. Eur Heart J, 2018, 39(21): 1883–1948.

[2] Chen LY, Shen WK, Mahoney DW, et al. Prevalence of syncope in a population aged more than 45 years[J]. Am J Med, 2006, 119(12): 1088.e1–e7.

[3] Fagard RB, Bekaert IE. Sports Cardiology: Exercise in Health and Cardiovascular Disease[M]. Leiden: Martinus Nijhoff Publishers, 1986.

[4] O'Connor F, Levine BD, Childress MA, et al. Practical management: a systematic approach to the evaluation of the exercise–related syncope in athletes[J]. Clin J Sport Med, 2009, 19(5): 429–434.

[5] Colivicchi F, Ammirati F, Santini M. Epidemiology and prognostic implications of syncope in young competing athletes[J]. Eur H Journal, 2004, 25(19): 1749–1753.

[6] Colivicchi F, Ammirati F, Biffi A, et al. Exercise– related syncope in young competitive athletes without evidence of structural heart disease: clinical presentation and long–term outcome[J]. Eur Heart J, 2002, 23: 1127–1132.

[7] 封飞虎, 凌波. 运动生理学 [M]. 武汉: 华中科技大学出版社, 2014.

[8] Axel Pressler, Josef Niebauer. Textbook of Sports and Exercise Cardiology[M]. Cham: Springer Nature Switzerland AG, 2020.

[9] Harmon KG, Asif IM, David K, et al. Incidence of sudden cardiac death in national collegiate athletic association athletes[J]. Circulation, 2011, 123(15): 1594–1600.

[10] 黄慧玲, 惠海鹏, 王星, 等. 无创血流动力学实践手册 [M]. 北京: 清华大学出版社, 2022.

[11] David J. Engel, Dermot M. Phelan. Sports Cardiology: Care of the Athletic Heart from the Clinic to the Sidelines[M]. Cham: Springer Nature Switzerland AG, 2021.

[12] Antonio P, Hein H, Domenico C, et al. The ESC Textbook of Sports Cardiology[M]. New York: Oxford University Press, 2018.

[13] Laukkanen JA, Makikallio TH, Rauramaa R,et al. Cardiorespiratory fitness is related to the risk of sudden cardiac death: a population-based follow-up study[J]. J Am Coll Cardiol, 2010, 56(18):1476–1483.

[14] Toresdahl B, Courson R, Börjesson M, et al. Emergency cardiac care in the athletic setting: from schools to the Olympics[J]. Br J Sports Med, 2012, 46(Suppl 1): i85–i89.

[15] Malik S, Chiampas G, Roberts WO. The collapsed athlete. Sports cardiology in practice: evaluation, management, and case studies[M]. New York: Springer, 2011.

[16] Asplund CA, O'Connor FG, Noakes TD. Exercise-associated collapse: an evidence-based review and primer for clinicians[J]. Br J Sports Med, 2011, 45(14): 1157–1162.

[17] Link MS, Eates NA . How to manage athletes with syncope[J]. Cardol Clin, 2007, 25(3): 457–466.

[18] Marcus FI. Electrocardiographic features of in-herited diseases that predispose to the development of cardiac arrhythmias, long QT syndrome, arrhythmogenic right ventricular cardiomyopathy/dysplasia, and Brugada syndrome[J]. J Electrocardiol, 2000, 33(Suppl): 1–10.

# 第8章 运动的心血管筛查：病史和体格检查

**学习目标**

1. 识别家族史和个人史中的"危险信号"。
2. 了解病史和体格检查是运动人群心血管筛查的基石，并认识其局限性。
3. 掌握特定的临床表现及其病史特点。

运动人群发生 SCD 的风险是高度可变的，取决于年龄、性别、种族、运动水平和运动类型等。高强度的运动训练和比赛会增加患有潜在心脏病的运动员发生 SCD 或疾病进展的风险（尽管这种风险目前还难以量化）。因此，早期识别相关疾病或风险可以很好地预防运动相关性猝死和其他不良事件。运动前的心血管筛查，是指在参加体育运动之前对运动员进行评估，以识别可能发生疾病进展或心脏性猝死的异常情况。虽然这一筛查过程传统上涉及对几个系统器官的评估，但它主要关注心血管疾病，尤其是猝死的风险。

到目前为止，国际上已经就参加竞技体育之前对运动员进行心脏病筛查的必要性达成了共识，心电图或超声心动图等无创性检查可能会增加检测出心血管异常（如 HCM）的机会。但国外一些学者认为这样的筛查方案很难实现，并且成本太高。此外，体育活动中猝死的原因与参与者的年龄密切相关。ASCVD 是成人（年龄＞35 岁）SCA/SCD 的最主要原因，而心肌病，如 HCM 或 ARVC，则被认为是年轻运动员 SCA/SCD 的主要原因。因此，个人和家族史及体格检查是运动相关 SCD 筛查的基石。

考虑到现阶段有大量的休闲运动员、大多数个体没有在运动前进行心血管风险筛查的习惯，以及由于某些公众 SCD 事件的发生加重了大众对自身运动风险的担忧，因此本书提倡运动的心血管筛查这个概念，强调关于心脏风险的筛查不一定只限于运动赛事或剧烈、高强度运动之前，出于健康保健意识或者各种运动类型之前都可以且应该进行心血管风险的筛查。

## 一、家族史

目前的数据表明，大多数运动相关非创伤性猝死病例都与遗传因素相关（尤其在年轻运动员中），具有常染色体显性遗传模式，因此应格外重视家族史在心血管风险筛查方面的重要性[1, 2]。根据 AHA 声明和 ESC 建议，家族史采集的主要内容如下[3, 4]。

1. 早逝（即至少一名直系亲属因心脏病在 50 岁之前死亡）、猝死和意外死亡（不明原因的猝死，如溺水）。

2. 近亲因心脏病致残（男性 55 岁前心肌梗死或女性 65 岁前心肌梗死、需要植入心脏起搏器或 ICD、心脏手术或心脏移植）。

3. 肥厚型或扩张型心肌病、长 QT 综合征或其他离子通道疾病、马方综合征或其他临床相关心律失常的家族史。

## 二、个人史

个人史对于确定运动相关的心血管风险和指导后续体格检查至关重要，需要详细了解如下重要内容[4-6]：①缺血性危险因素，如糖尿病、高血压、血脂异常、吸烟；②心血管疾病史，包括 CVD、短暂性脑缺血发作、脑卒中、外周血管疾病等；③既往外伤史，尤其是胸部挫伤；④合并使用药物；⑤典型的心脏症状，如胸痛、胸闷或不适、呼吸困难、心悸和晕厥。在详细描述典型的心脏症状与体力活动水平的相关性时，还须注重如下方面。

（一）胸痛

胸痛是一种非常常见的症状，普通人群中有 40%～60% 的成年人曾出现胸痛，但评估起来具有一定的难度，因为许多疾病都会导致胸痛[1]。例如，诱发胸痛的常见疾病涵盖如下六大类：①心血管系统疾病，包括慢性冠状动脉综合征（CCS）、急性冠状动脉综合征（ACS）、冠状动脉痉挛、HCM、主动脉瓣狭窄、心律失常、主动脉夹层、二尖瓣疾病、心包炎等；②呼吸系统疾病，包括气胸、肺栓塞、肺炎、胸膜炎、肺癌、肋软骨炎、创伤、肋骨疼痛（包括骨折、骨转移、骨质疏松）、非特异性肌肉骨骼疼痛（如纤维肌痛）等；③乳腺疾病；④消化系统疾病：包括胃食管反流病、食管破裂、食管痉挛、消化性溃疡、胆囊炎、胰腺炎等；⑤皮肤病，如带状疱疹感染；⑥精神疾病，如焦虑、抑郁、惊恐发作等。

需要问诊的内容：疼痛的性质（压榨样、烧灼样、刺痛、不适）、位置（心前区、胸骨后、上腹部、颈部、下颌、左臂、左肩）、辐射范围（颈部、下颌、背部、左臂或右臂）、频率、强度、持续时间、加重和缓解因素、与运动的相关性，以及其他相关的症状［如恶心和（或）呕吐、出汗、头晕和心悸等］，有助于明确潜在原因。

运动相关胸痛的常见原因：①缺血性心脏病（IHD），这是最常见的心脏原因，通常由运动诱发，在休息时减轻，通常伴有冷汗和全身不适。在 35 岁以上的运动员中应首先考虑 IHD，初步评估包括对 IHD 风险因素的评估，如年龄、性别、吸烟史、血脂、家族史、心血管危险因素等。②胃食管反流病，通常是由于在运动期间过度吞咽空气、饮用碳酸饮料或进食富含脂肪的膳食所致。③自发性气胸，通常发生在运动期间，伴有急性和剧烈的呼吸困难，常见于高个子运动员，具有马方综合征的相关体征。④心肌心包炎，疑似近期发热或流感病史，有时压榨性胸痛，并随着体位或呼吸的变化而变化。⑤心包炎，通常累及后部的刺痛性胸痛，随着呼吸而变化，并与发热或咳嗽有关。⑥惊恐发作，多见于女性，通常伴有心悸、四肢刺痛、头晕、呼吸急促，有时在紧张活动之前或之后不久。既往惊恐发作的病史对惊恐障碍诊断高度敏感，但不应排除全面的心脏检查。⑦可卡因滥用。

运动员胸痛不常见但同样重要的原因还包括 HCM、主动脉狭窄、冠状动脉异常（如心肌桥），所有这些疾病都表现为与用力 / 劳累相关的胸痛、呼吸困难或反复晕厥。在这些情况下，体格检查和其他辅助检查，如心电图和超声心动图，对正确诊断至关重要。

虽然运动员的胸痛通常是非心脏原因引起的非特异性症状，如胃食管反流、哮喘或肌肉骨骼疼痛。但考虑到该人群中 SCA/SCD 的发生率，我们仍建议对其进行彻底的心脏评估，以排除任何心脏原因的可能性。

### （二）呼吸困难和（或）运动耐量下降

呼吸困难是个体呼吸时主观感受到的不适。即使在训练有素的运动员，剧烈运动时也可能出现此症状，但如果在休息或轻度体力活动时出现，则可能提示潜在的病理状况。

许多疾病都可能导致呼吸困难：呼吸系统疾病，如哮喘、气胸、慢性阻塞性肺病、肺炎、间质性肺病；心脏疾病，如心肌缺血、充血性心力衰竭；心因性原因；神经系统疾病等。

根据其触发方式，可分为急性呼吸困难（即持续数分钟或数小时的严重呼吸困难），或持续数周或数月的慢性呼吸困难。根据呼吸周期的相应阶段，可进一步区分为吸气性、呼气性或混合性呼吸困难。

美国纽约心脏病协会（NYHA）根据受试者的功能限制程度将呼吸困难分为四类：① I 级，受试者无呼吸困难；② II 级，中度运动时出现呼吸困难，普通活动时仅有轻微限制；③ III 级，呼吸困难与轻度劳累有关，即使在低于正常的活动中也有明显限制，因此患者只在休息时感到舒适；④ IV 级，休息时也出现呼吸困难，日常活动严重受限。

而运动相关性呼吸困难的常见原因包括[1, 7, 8]：①运动性哮喘，因支气管痉挛而引起的呼气性呼吸困难，可同时伴有咳嗽和喘息症状；与体力活动水平无关；诱发因素包括寒冷、潮湿的天气，以及家族或个人过敏史。据统计，哮喘或气道高反应性是奥林匹克运动员中最常见的慢性疾病，患病率约为 8%。②运动性喉痉挛，这在女性中很常见，通常通过安抚和抗焦虑药来解决。③自发性气胸，在高个子运动员中更为常见，具有马方综合征的体征，通常在运动期间与急性和剧烈呼吸困难同时发生。④心脏原因，如 HCM、主动脉狭窄、IHD（尤其是成年运动员），以及所有其他导致充血性心力衰竭的心脏病。

如果怀疑是心脏原因，年轻运动员应注意排除心肌病，而在老年运动员中，则主要考虑冠状动脉疾病。

如果出现心脏杂音，应怀疑心脏瓣膜病（如二叶主动脉瓣导致主动脉瓣狭窄或反流，或二尖瓣脱垂）或先天性心脏病［如室间隔缺损、房间隔缺损（不太常见）］。

如果运动耐力下降并伴有上下肢血压差异，且在运动过程中出现其他症状，如腹部绞痛和腿部早期疲劳，应特别考虑主动脉缩窄。它有时也与二叶主动脉瓣合并存在。

（三）心悸

心悸没有明确的定义，通常指的是对自己心跳的不愉快的感知。当描述心悸时，患者会使用跳动、搏动、扑通、砰砰或心脏"偷停"等术语。心悸可能是由不规则的心跳、心脏的搏动加速或减慢，或心脏收缩力的增强所引起。这是一种常见的症状，包含了从良性异位搏动到危及生命的室性心动过速的整个频谱，可见于心脏健康的人及心脏病患者。

根据临床表现（发作和终止方式、持续时间、发作频率、与体力活动的相关性、相关症状），可以区分三种类型的心悸：焦虑性心悸、早搏性心悸和由于室上性或室性心动过速引起的心悸。为了区分不同的情况，我们的经验是让患者轻敲他们心悸的节奏或从医生轻敲的一系列节奏中进行选择，这通常会有助于诊断。

运动员(尤其是女性)在比赛前和比赛期间经常出现焦虑性心悸[1,2]，通常被描述为一种不舒适感，伴随着略高于正常的心率，开始和结束的过程均很缓慢（渐发渐止），与任何器质性疾病无关。

早搏性心悸通常被描述为持续几秒钟但在一天内可反复发作的间歇性心跳缺失或心悸。室上性早搏和室性早搏都会导致这种症状，ARVC、Brugada 综合征、LQTS 或二尖瓣脱垂等心脏疾病均有可能导致早搏性心悸。因此，可能需要进行进一步的心脏评估。

心动过速性心悸通常会导致长时间的心跳加速，可规则或不规则，这种感觉通常可以很好地耐受，或者与呼吸困难、头晕和胸痛有关。快速性心律失常的开始和结束通常是突然的（突发突止）。此外，快速性心律失常可能与体力活动有关，也可能发生在休息时[9, 10]，正常结构的心脏［通常为房室结折返性心动过速（AVNRT）、WPW 综合征、某些心房颤动或右心室流出道心动过速］和病变心脏（IHD、HCM、ARVC、Brugada 综合征、LQTS 或二尖瓣脱垂）均可出现这种症状。胃肠道疾病（如食管裂孔疝）、甲状腺功能异常、贫血、咖啡、兴奋剂滥用或吸烟都可能是心律失常的易感因素。在这种情况下，还需要进行进一步的评估和测试。

心悸后出现的其他心脏症状，如头晕甚至晕厥及气短，表明很可能存在明显的心律失常。因此，我们重点需要了解心跳是快还是慢、有规律还是无规律、由运动或其他因素导致、突发突止还是渐发渐止。运动员休息时出现的心悸通常是异位搏动所致，即早搏（常在运动时减少）。在精英耐力运动员中，心房颤动的发生率是非精英运动员的 5 倍[1]。除了病史和体格检查，进一步的临床评估应包括心电图和心脏超声，如果没有发现结构性心脏病的迹象，还应进行运动负荷测试和（或）动态心电图监测。

（四）晕厥和晕厥先兆症状

晕厥是一种由于短暂的全脑低灌注而导致的突然、短暂的意识丧失和姿势性紧张，其特征是发作迅速、持续时间短和自发性完全恢复。许多形式的晕厥之前都会出现前驱症状，称为晕厥先兆，其特征是头晕、晕倒、暂时性视力或听力丧失、疼痛、恶心、腹部不适、虚弱、出汗、心悸和其他现象。晕厥在普通人群和运动员中都很常见（具体内容见第 7 章）。

临床医生还需要在运动性晕厥的诊断路径中评估以下其他问题[3-6]：①药物（包括兴奋剂）的使用；②侧重于心脏杂音的体格检查（见下文）；③ 12 导联心电图和至少 24h 的动态心电图监测；④实验室检查：包括血红蛋白、电解质、D- 二聚体和心脏生物标志物等；⑤超声心动图，包括冠状动脉口的检测；⑥如果经过以上评估仍不确定原因或症状与运动显著相关，应鼓励极量运动测试，最好进行心肺运动测试（CPET）或结合血流动力学的运动测试（二合一或者三合一心脏评估）；⑦如果怀疑冠状动脉异常或冠状动脉疾病，建议行冠状动脉造影；⑧如果怀疑是结构性心脏疾病，特别是右心疾病，如 ARVC 或心尖肥厚型心肌病，建议行心脏 MR 检查；⑨如果病因仍然不清楚，可考虑植入环路记录器；是否行电生理检查还有争议。

## 三、体格检查

有关运动风险的心血管评估准备工作的重要信息来自仔细、准确的体格检查。它包括对患者的全面检查、测量四肢血压（双臂和至少一侧下肢的动脉血压）、检查动脉脉搏和动态心脏听诊。

### （一）一般检查

视诊可能会提供重要信息，尤其应注意马方综合征的体征。这是一种常染色体显性遗传性结缔组织病，通常累及骨、关节、眼、心脏和血管，典型者表现为骨骼特征，如身高增加、四肢细长、韧带和关节过伸、晶状体脱位和升主动脉瘤样扩张。

### （二）动脉血压的测量

动脉血压的测量非常重要，因为现在高血压的患病率逐年上升，会带来更高的心血管风险，早期发现有助于一级和二级预防。

测量血压时，应注意以下四个方面：①让患者静坐 5min，血压应至少测量 2 次，间隔 1～2min；②对双臂进行测量，以检测由于多发性大动脉炎、主动脉瓣狭窄或锁骨下动脉盗血综合征可能产生的血压差异；③对双臂和至少一侧下肢进行测量，以检测外周血管疾病（如腹主动脉型大动脉炎）或主动脉缩窄（尤其是年轻运动员）可能引起的血压差异；④应选择合适大小的袖带，至少包裹 80% 的上围。手臂过于粗大，使用标准袖带测量值会过高；手臂太细或儿童测压，使用标准袖带则测量值会偏低。

（三）动脉脉搏触诊

外周动脉脉搏触诊也是心血管筛查的基本和重要内容[1, 11]。首先，触诊桡动脉脉搏可以快速评估患者的脉率和脉律。大多数情况下，脉率可替代心率，但某些心律失常，如心房颤动或较早出现的期前收缩，由于部分心脏收缩的搏出量低，不足以引起周围动脉搏动，因此脉率可少于心率。同样，各种心律失常均可影响脉律，如心房颤动的脉搏短细；二度房室传导阻滞可有脉搏脱漏，成为脱落脉等。

其次，同时触诊桡动脉搏动和股动脉搏动有助于筛查主动脉缩窄。如果股动脉脉冲相对于桡动脉脉冲减少或延迟，则需要进一步评估。

最后，动脉脉搏特征的评估也有助于心脏病的诊断。正常的动脉搏动由升支（叩击波）、波峰（潮波）和降支（重搏波）三部分构成。在有明显心动过缓和非常大的每搏输出量（SV）的运动员中，常表现为动脉搏动亢进。相比之下，动脉搏动的频率和幅度较低，表明 SV 减少，如低血容量、左心室衰竭、二尖瓣或主动脉瓣狭窄。哮喘、阻塞性气道疾病和心脏压塞等疾病通常引起奇脉，其定义为在正常安静吸气期间脉搏振幅显著降弱甚至消失，或收缩动脉压降低 10mmHg 以上。

（四）心脏听诊

心脏听诊需注意心率、心律、心音、心脏杂音和额外心音等特征，进而对心脏的病理生理状况进行分析。

心脏听诊通常有 5 个主要区域是：①位于胸骨右缘第 2 肋间的主动脉瓣区；②位于胸骨左缘第 3 肋间的主动脉瓣第二听诊区；③胸骨左缘第 2 肋间的肺动脉瓣区；④胸骨左缘第 4、5 肋间的三尖瓣区；⑤心尖搏动最强点的二尖瓣区（也叫心尖区）。此外，存在心脏杂音的情况下，心脏听诊应该扩大到它通常辐射到的其他区域（如颈部、后胸部、胸骨右缘和上腹部）。

心脏杂音是由于血流加速、异常血流通道、血管管径异常改变等情况下，层流转变成湍流从而冲击心壁、大血管壁、瓣膜、腱索等，使之震动并在相应部位产生的收缩期或舒张期异常声音。杂音的听诊有一定的难度，应根据以下要点进行仔细辨别。

**1. 最响部位和传导方向**

杂音最响部位常与病变部位有关；杂音的传导方向也有一定的规律。例如，二尖瓣关闭不全的杂音多向左腋下传导，主动脉瓣狭窄的杂音向颈部传导，而二尖瓣狭窄的杂音则局限于心尖区。

**2. 心动周期中的时期**

一般认为舒张期杂音和连续性杂音均为器质性杂音，而收缩期杂音可能为器质性或者功能性。

**3. 性质**

如吹风样、隆隆样、机器样、喷射样、叹气样、乐音样等。

**4. 强度与形态**

收缩期杂音的强度一般采用 Levine 6 级分级法，舒张期杂音的分级可以参照此标准，也可以只分为轻、中、重三级。其形态可分为递增型、递减型、递增递减型、连续型和一贯型。

**5. 体位、呼吸和运动对杂音的影响**

(1) 体位：左侧卧位可以使二尖瓣狭窄的杂音更明显；前倾坐位时有利于主动脉瓣关闭不全的杂音听诊；仰卧位时二尖瓣、三尖瓣与肺动脉瓣的杂音更明显。此外，由卧位或下蹲位迅速站立，回心血量减少，二尖瓣、三尖瓣和主动脉瓣关闭不全及肺动脉瓣狭窄与关闭不全的杂音均减轻，而肥厚梗阻型心肌病的杂音则增强。

（2）呼吸：深吸气时，胸腔负压增加，回心血量增加且右心室排血增加，因此与右心相关的杂音增强，如三尖瓣和肺动脉瓣狭窄与关闭不全。如深吸气后紧闭声门并用力做呼气动作（即 Valsalva 动作）时，胸腔压力增高，回心血量减少，一般杂音都减轻，而肥厚梗阻型心肌病的杂音则增强。

患者应在左侧卧位进行听诊，如有可能，还应在站立位、下蹲位及 Valsalva 动作期间和之后进行听诊，以便根据前负荷和后负荷变化评估心音和杂音的变化。

在额外心音中，还可以听到心包摩擦音。这些摩擦声在本质上是非常尖锐、粗糙和刺耳的，患者身体前倾或处于膝胸位置，在用力呼气后屏住呼吸时最容易听到。心包炎患者常听到心包摩擦音，这是季节性流感后年轻运动员胸痛和呼吸困难的常见原因。

在一项 Meta 分析中显示，体格检查的敏感性甚至低于运动员的病史，但其特异性和阴性预测价值相对较高[12]。因此，尽管有各种争论和限制，个人临床评估仍然是医学评估的基石，包括运动人群[13, 14]。它可以提供依赖于直觉和经验的重要信息，不仅涉及相当主观的问卷，还涉及身体评估期间的临床表现。心脏病专家通常通过"实践"来学习运动心脏病学，这要求我们必须了解导致运动相关风险的心脏疾病，并能够在早期识别这些疾病。此外，也要求我们具备相应的运动生理学知识，这些是我们成为运动心脏病学专家的背景和核心能力。下面通过一些临床病例来加深我们对于运动的心血管筛查的理解。

病例 1：男，38 岁，运动锻炼过程中突发头晕、意识障碍，伴全身大汗淋漓，5min 后神志转清。轻度胸闷，无明显胸痛。体格检查：体温 36.5℃，脉搏 96 次 / 分，呼吸 26 次 / 分，右上肢血压 201/120mmHg，左上肢血压 180/90mmHg，右下肢血压 235/140mmHg。既往高血压病史近 5 年，依从性差，未规律服药，希望通过运动锻炼控制血压。考虑主动脉夹层可能，立即行主动脉 CTA，结果显示主动脉弓—腹主动脉夹层。

病例 2：女，24 岁，经常进行体育锻炼（跑步或瑜伽）。某次健身馆锻炼后出现头晕、全身麻木、胸闷、气促、呼吸困难，随之晕倒，并出现四肢抽搐，伴面部发绀、四肢发凉、眼球上翻，呼之不应，约持续 1.5min，自行苏醒。症状多次出现，且发作时间延长至 2.5min。急救心电监护示心室颤动，心率 250 次 / 分，予电除颤和胸外心脏按压后转为窦律，心电图提示 QTc 间期延长，长达 570ms。行动态心电图示尖端扭转性室性心动过速，QT 间期延长。追问病史，其母亲曾有发作性晕厥 1 次（无明显诱因），心电图提示 QTc 间期延长（460ms），其父亲和哥哥无病史及心电图异常。进一步行基因检测学提示 *KCNH2* 基因突变（＋），诊断为长 QT 间期综合征（2 型，基因分型 *KCNH2*）和心源性晕厥。

病例 3：男，52 岁，坚持体育锻炼近 20 年，每天跑步 5～7km，风雨无阻。否认高血压、糖尿病、冠心病病史，不吸烟。近 2～3 个月出现运动耐量下降，跑步 1～2km 即胸闷气促明显，运动手表提示心率高达 180 次 / 分。体格检查：右上肢血压 170/110mmHg，左上肢血压 168/106mmHg，右下肢血压 198/135mmHg。心率 96 次 / 分，律不齐，频发早搏＞10 次 / 分。24h 动态心电图示：窦性心律，频发房性早搏共计 30 821 次，部分成对，呈二三联律，短阵房性心动过速；阵发性心房颤动 / 扑动。心脏超声示：高血压性心脏改变，主动脉增宽，室间隔增厚（13mm），左心房增大（38mm），舒张功能减低。

# 参考文献

[1] Axel Pressler, Josef Niebauer. Textbook of Sports and Exercise Cardiology[M]. Cham: Springer Nature Switzerland AG, 2020.

[2] David J. Engel, Dermot M. Phelan. Sports Cardiology:Care of the Athletic Heart from the Clinic to the Sidelines[M]. Cham: Springer Nature Switzerland AG, 2021.

[3] Maron BJ, Thompson PD, Ackerman MJ, et al.Recommendations and considerations related to preparticipation screening for cardiovascular abnormalities in competitive athletes: 2007 update a scientific statement from the American Heart Association Council on Nutrition, Physical Activity, and Metabolism[J]. Circulation, 2007, 115(12): 1643–1655.

[4] Corrado D, Pelliccia A, Bjørnstad HH, et al. Cardiovascular pre-participation screening

of young competitive athletes for prevention of sudden death: proposal for a common European protocol. Consensus statement of the Study Group of Sport Cardiology of the Working Group of Cardiac Rehabilitation and Exercise Physiology and the Working Group of Myocardial and Pericardial Diseases of the European Society of Cardiology[J]. Eur Heart J, 2005, 26(5): 516–524.

[5] Moulson N, Kuljic N, McKinney J, et al. Variation in pre- participation screening medical questionnaires and physical examinations across Canadian universities[J]. Can J Cardiol, 2018, 34(7): 933–936.

[6] Drezner JA, O'Conner FG, Harmon KG, et al. AMSSM Position statement on cardiovascular preparticipation screening in athletes: current evidence, knowledge gaps, recommendations, and future directions[J]. Clin J Sport Med, 2016, 26(3): 347–361.

[7] Couto M, Moreira A. The athlete "out of breath"[J]. Eur Ann Allergy Clin Immunol, 2016, 48(2): 36–45.

[8] Fitch KD. An overview of asthma and airway hyper-responsiveness in olympic athletes[J]. Br J Sports Med, 2012, 46(6): 413–416.

[9] Abdelfattah RS, Froelicher VF. Palpitations in athletes[J]. Curr Sports Med Rep, 2015, 14(4): 333–336.

[10] Flannery MD, Kalman JM, Sanders P, et al. State of the art review: atrial fibrillation in athletes[J]. Heart Lung Circ, 2017, 26(9): 983–989.

[11] Harmon KG, Zigman M, Drezner JA. The effectiveness of screening history, physical exam, and ECG to detect potentially lethal cardiac disorders in athletes: a systematic review/meta-analysis[J]. J Electrocardiol, 2015, 48(3): 329–338.

[12] Guntheroth WG. Innocent murmurs: a suspect diagnosis in non-pregnant adults[J]. Am J Cardiol, 2009, 104(5): 735–737.

[13] Ljungqvist A, Jenoure P, Engebretsen L, et al. The International Olympic Committee (IOC) Consensus Statement on periodic health evaluation of elite athletes March 2009[J]. Br J Sports Med, 2009, 43(9): 631–643.

[14] Massimo Fioranelli, Gaetano Frajese. Sports Cardiology From Diagnosis to Clinical Management[M]. Milano: Springer-Verlag Italia, 2012.

# 第 9 章　运动的心血管筛查：心电图

**学习目标**

1. 了解最新的运动员心电图解释国际标准。
2. 掌握运动员与常规运动训练的生理性心脏适应相关的正常心电图表现。
3. 了解 2 个或 2 个以上的临界心电图表现显示需要进一步测试。
4. 运动员出现异常心电图，在参加竞技体育之前需要进一步检查来排除病理性心脏疾病。

进行运动的心血管筛查是为了及早检测出潜在的、可能致命的心脏病，而心电图的作用也日趋重要。许多体育组织和 ESC 均建议使用心电图进行运动前风险的筛查［如国际奥林匹克委员会（IOC）、国际足球协会联合会（FIFA）和美国各种专业体育组织[1, 2]］。当然也有不同的声音，如加拿大心血管学会建议仅在有异常病史或体检的情况下才考虑心电图检查，而 AHA/ACC 和美国运动医学学会建议，仅考虑在高风险运动员群体中进行心电图检查[3, 4]。我们的观点是，无论是用于筛查还是诊断目的，运动员相关的心电图解读都是心血管医生的一项基本技能。

训练有素的运动员表现出生理性的心脏适应，其相关的心电图表现与提示潜在心脏疾病的异常心电图之间的区别和解释至关重要。某些表现在运动员中被认为是正常的，在非运动员中则可能被认为是异常的。因此，使用运动员专用的心电图解释标准很重要。ESC 曾发布了训练相关和非训练相关的心电图标准，但假阳性率很高，尤其在黑人运动员[5]。后来国际上又提出了西雅图标准[6]，它提高了特异性，降低了假阳性率，且不影响灵敏度。最近关于运动员心电图解释的国际标准[7, 8]是由国际运动医学和心脏病学专家小组制订的，该标准规定了正常、临界和异常的心电图表现，以及为每种心电图异常推荐的进一步检查项目（详见后文，表9–1）。需要强调的是，国际标准适用于无相关家族史的无症状运动员，如果有提示心脏病的症状或心搏骤停、马方综合征、心肌病或心血管疾病的家族史，则应由了解这些疾病的心血管专科医生进行综合评估。

显而易见的是，无论人们如何看待运动员心电图筛查的优缺点，基于心电图的心血管筛查的全球增长推动了运动心脏病学作为心脏病学中一门新学科的飞速发展，极大地推进了我们对运动适应性、心肌疾病早期识别、区分"正常"和病理状况及评估心脏病患者参与运动的风险等方面的了解和评估。

表9–1　运动员心电图解释的国际标准的定义

| | 定 义 |
|---|---|
| **正常心电图表现** | |
| QRS 电压增加 | 仅有 QRS 电压达到左心室（$SV_1 + RV_5$ 或 $RV_6 > 3.5mV$）或右心室肥大（$RV_1 + SV_5$ 或 $SV_6 > 1.1mV$）的标准 |
| 不完全性 RBBB | $V_1$ 导联 rSR' 模式和 $V_6$ 导联的 qRS 模式，QRS 持续时间 $< 120ms$ |
| 早期复极 | J 点抬高、ST 抬高、J 波或下壁和（或）侧壁 QRS 终末部顿挫或切迹 |
| 黑人运动员复极变异 | J 点抬高、凸面向上的 ST 段抬高，伴 $V_1 \sim V_4$ 导联的 T 波倒置 |
| 幼年型 T 波模式 | 16 岁以下运动员、$V_1 \sim V_3$ 导联的 T 波倒置 |
| 窦性心动过缓 | $\geqslant 30$ 次 / 分 |
| 呼吸性窦性心律不齐 | 心率随呼吸变化：吸气时心率增加，呼气时心率减少 |
| 房性异位心律 | 与窦性 P 波相比，P 波形态不同，如下壁导联的负向 P 波（"心房下部的心律"） |

（续表）

| | 定　义 |
|---|---|
| 交界性逸搏心律 | QRS 波群的频率比静息 P 波或窦性心律快，通常<100 次 / 分，且 QRS 波群较窄，除外基础 QRS 波群异常 |
| 一度房室传导阻滞 | PR 间期 200～400ms |
| 二度 I 型房室传导阻滞 | P 波规律地出现，PR 间期逐渐延长，直至一个 P 波后漏脱一个 QRS 波群，其后 PR 间期又趋缩短 |
| **临界性心电图表现** | |
| 电轴左偏 | −30°～−90° |
| 左心房增大 | I 或 II 导联 P 波时限>120ms，伴 Ptfv$_1$≥40mm·ms |
| 电轴右偏 | >120° |
| 右心房增大 | II、III 或 aVF 导联 P 波≥2.5mm |
| CRBBB | V$_1$ 导联的 rSR'型、V$_6$ 导联 S 波宽于 R 波，且 QRS 时限≥120ms |
| **异常的心电图表现** | |
| T 波倒置<br><br>• 前壁<br>• 前侧壁<br>• 下侧壁<br>• 下壁 | 2 个或以上相邻导联的 T 波深度≥1mm；不包括 aVR、III 和 V$_1$ 导联<br>• V$_2$～V$_4$ 导联（不包括上述的正常变异）导联<br>• I 和 aVL、V$_5$ 和（或）V$_6$ 导联<br>• II 和 aVF、V$_5$～V$_6$、I 和 aVL 导联<br>• II 和 aVF 导联 |
| ST 段压低 | 2 个或以上相邻导联，深度≥0.5mm |
| 病理性 Q 波 | 2 个或以上相邻导联 Q/R≥0.25，或 Q 波时限≥40ms（不包括 III 和 aVR 导联） |
| CLBBB | QRS 时限≥120ms，主要表现为 V$_1$ 导联 QRS 波群为负向波为主（QS 或 rS），以及 I 导联和 V$_6$ 导联为直立或切迹 R 波 |
| 非特异性心室内传导延迟 | 任何导联 QRS 时限≥140ms |
| ε 波 | 在 V$_1$～V$_3$ 导联，QRS 波群末端和 T 波开始之间有明显的高频、低幅的棘波或震荡波 |

（续表）

| | 定　义 |
|---|---|
| 心室预激 | PR 间期<120ms，伴有 δ 波和宽 QRS（≥120ms） |
| QT 间期延长（Bazett 公式） | QTc≥470ms（男性）<br>QTc≥480ms（女性）<br>QTc≥500ms（QT 间期明显延长） |
| Brugada 综合征 1 型 | ST 段抬高呈穹窿形，J 波或 ST 段抬高≥0.2mV，逐渐下降到 T 波呈负向，其间极少或无等电位线 |
| 严重窦性心动过缓 | <30 次 / 分或窦性停搏≥3s |
| 严重的一度房室传导阻滞 | PR 间期≥400ms |
| 二度Ⅱ型房室传导阻滞 | 间歇性的 P 波不能下传，阻滞前后的 PR 间期均固定 |
| 三度房室传导阻滞 | 完全性心脏传导阻滞 |
| 房性快速心律失常 | 室上性心动过速、心房扑动、心房颤动 |
| 室性早搏 | 每 10s≥2 个 PVC |
| 室性心律失常 | 成对、联律、3 个短阵和非持续性室性心动过速 |

## 一、正常的心电图表现

训练有素的无症状运动员出现以下心电图表现，不需要任何进一步的评估。

### （一）腔室肥大 / 高电压

1. 心室肥大是对运动的生理适应，在心电图上表现为 QRS 波群高电压。根据电压标准，右心室肥大（RVH）在运动员中出现的概率高达 12%，而多达 45% 的运动员会出现左心室肥厚（LVH）的心电图表现[9, 10]。

2. 虽然 LVH 也可能存在于 HCM 患者中，但这一类患者通常还有其他心电图异常的表现，如 ST 段压低、T 波倒置或病理性 Q 波等。

3. 不完全性右束支传导阻滞（ICRBBB）通常在 $V_1$ 导联呈 rSR' 型，QRS 波群时限＜120ms，这在运动员中也很常见。

（二）早期复极

1. 早期复极（ER）的心电图特点为 2 个或以上相邻导联 J 点抬高≥0.1mV，通常合并下壁或侧壁导联 QRS 波终末部顿挫或切迹（J 波），伴或不伴 ST 段抬高。

2. 早期复极在健康人群很常见，更常见于运动员中，尤其是年轻、男性运动员，通常表现为上斜形 ST 段抬高。高达 45% 的白人和 63% 的黑人运动员都有这种表现 [9, 10]。

3. J 点后水平或下斜形 ST 段抬高可能是一种恶性早期复极的心电图表现；而上斜形 ST 段抬高作为健康运动员常见的心电图表现可能是早期复极的良性类型，与年轻运动员的猝死无关。根据目前的证据，所有的早期复极模式单独出现时，如没有任何病理性的临床表现，则应该被视为运动员的良性变异。

（三）心动过缓 / 一度房室传导阻滞和二度 I 型房室传导阻滞

1. 窦性心动过缓常见于优秀运动员，可能还同时表现为房性异位节律或加速性交界区节律。在没有症状的情况下，在训练有素的运动员心率＞30 次 / 分被认为是正常的。

2. 通常情况下，200～400ms 范围的一度房室传导阻滞和二度 I 型房室传导阻滞被认为是正常的。

3. 如果无法确定上述心动过缓或房室传导阻滞的表现是病理性的，可以通过运动来鉴别，即短时间的有氧运动会导致心率加快和房室传导正常化。

（四）T 波倒置的正常变异

并非所有的 T 波倒置（TWI）都是异常的，在运动员群体中存在如下几种正常的 T 波倒置表现形式。

1. 前壁导联的 T 波倒置：持续性幼年型 T 波（也称幼稚型 T 波[10,11]），多见于 16 岁以下的运动员，$V_1 \sim V_3$ 导联 T 波倒置被认为是正常的；而在 16 岁以上的白人运动员中，$V_2$ 之后导联的 T 波倒置被认为可能具有病理意义。幼年型 T 波是指在未达到生理成熟的青少年中出现的 T 波倒置或超过 $V_2$ 导联的 T 波双相，存在于 10%～15% 的年龄为 12 岁的白人青少年运动员，但只存在于 2.5% 的年龄为 14—15 岁的白人运动员。

2. 黑人运动员的复极变异：包括 J 点抬高、凸面向上的 ST 段抬高和 T 波倒置，可见于 $V_1 \sim V_4$ 导联[12,13]。典型的表现为 T 波双相，先正后负。这些表现必须与 HCM 和 ARVC 相关的 T 波倒置相鉴别。延展到 $V_5$ 和（或）$V_6$ 导联的 T 波倒置通常被认为是异常的，需要进一步的评估。目前仍缺乏亚洲人或中国人的数据。

## 二、临界性心电图表现

如果单独出现 1 项临界性 ECG 改变，可视为正常，可以继续参加运动训练或者比赛；但如果存在 2 个或 2 个以上的临界表现，则建议进行进一步的风险评估，以排除心肌病的可能性（图 9-1）。

### （一）完全性右束支传导阻滞

1. 虽然不完全 RBBB 在运动员中很常见，但完全性右束支传导阻滞（CRBBB）出现的频率较低，只见于 0.5%～2.5% 的运动员中[14-16]。

2. 一些训练有素的运动员存在生理性右心室心脏重构，表现为右心室扩张、静息时右心室收缩功能降低，RBBB 出现的概率略微增加[17]。

3. 大多数影像学的研究显示，CRBBB 的患者其右心室大小和功能均正常，也未发生心脏事件。

4. 如果是孤立性的 CRBBB，没有其他临界或异常心电图表现，则不需要额外的评估，除非有其他值得关注的临床情况。

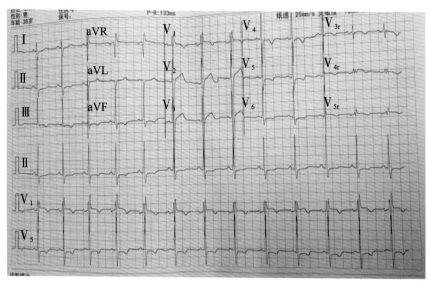

▲ 图 9-1　38 岁男性，休闲运动员，酷爱跑步，每天长跑 5～10km，平时配速 5～6min，月跑量 200km 以上

心电图提示：不完全性 RBBB，ST 段下移、T 波倒置。需进一步评估以排除病理性心脏疾病。后续行 UCG 未见异常；冠状动脉 CT 提示：左前降支中段心肌桥，相应管腔未见狭窄；运动负荷试验提示 T 波假性正常化；CMR 可见左心室中部及心尖部游离侧肌小梁增粗。结合病史，考虑运动相关代偿性改变

（二）心房增大与电轴偏离

1. 与非运动员相比，运动员更容易出现电轴左偏或左心房扩大。

2. 然而，ECG 上的电轴偏移或心房扩大与心脏成像的异常发现之间并没有相关性。

3. 在没有其他异常的情况下，HCM 患者出现电轴左偏或左心房扩大的概率并没有比正常运动员增加。因此，孤立性的心房扩大或电轴偏离被视为正常表现。

## 三、异常的心电图表现

心电图异常本身并不一定意味着疾病过程，而是表明需要更进一

步的评估，并且在完成评估之前，应考虑暂时限制运动。某些心电图异常可能是心肌病在形态学改变出现之前的早期表现。因此，我们建议对有异常 T 波倒置、ST 段压低和（或）病理性 Q 波的运动员每年进行系列评估。

（一）病理性 T 波倒置

1. 2 个或以上相邻导联的 T 波倒置 ≥1mm 被视为异常。

2. 如果 T 波表现为双相，并且 T 波负向部分深度 ≥1mm，则认为是异常的。

3. 根据涉及的导联，T 波倒置应描述为前壁（$V_2 \sim V_4$）、前侧壁（Ⅰ、aVL、$V_5 \sim V_6$）、下侧壁（Ⅰ、Ⅱ、aVL、aVF、$V_5 \sim V_6$）或下壁（Ⅱ、aVF）。侧壁导联的 T 波倒置与心肌病的相关性最高。

4. T 波倒置可能是心肌病的早期表现，通常出现在结构改变之前[18-20]。例如，一项对 81 名表现为病理性 T 波倒置的运动员的研究表明，6% 的运动员后来诊断为心肌病，包括 2 名 SCA 的运动员。另一项研究表明，12.3% 的侧壁 T 波倒置的运动员被发现心脏病相关的基因阳性，最常见的是与 HCM 相关的基因突变。但在黑人运动员中，T 波倒置更普遍，临床意义还有待进一步评估。

5. 以下异常可能提示心肌病，包括 ST 段下移、病理性 Q 波、LBBB、心室预激或临界心电图表现。与 T 波倒置相关的主要心血管疾病包括 HCM、ARVC、DCM、左心室致密化不全性心肌病和心肌炎。

6. 如果在侧壁导联发现 T 波倒置，应进行进一步的心脏评估，如 UCG 和 CMR 检查，尤其是 CMR 对心尖 HCM 具有更好的分辨率。即使没有明显的心肌肥厚，CMR 也可以看到提示心肌纤维化的晚期钆增强。如果左心室肥厚的程度处于灰色地带（室壁厚 13～15mm），则应考虑进行运动负荷测试和动态心电图监测。在灰色地带很难判断左心室肥厚是由于 HCM 还是继发于生理性的心脏适应。如果出现运动性心律失常或非持续性室性心动过速，则更有可能为心肌病。

7.在 HCM 也可以看到下壁导联的 T 波倒置，如果存在病理性疾病，则通常与侧壁 T 波倒置并存 [9]。如果 T 波倒置仅出现在下壁导联，建议先通过 UCG 进一步评估。

8.前壁 T 波倒置可能与 ARVC 有关，仅限于前壁导联的 T 波倒置和 J 点抬高有助于区分正常模式和病理表现。一项研究 [21] 比较了一组黑人和白人的健康运动员以及 HCM 和 ARVC 患者的前壁导联 T 波倒置，发现具有前壁 T 波倒置的运动员中，结合 J 点抬高≥1mm 和仅限于 $V_1$～$V_4$ 导联的 T 波倒置，对于排除任何一种心肌病具有 100% 的阴性预测值，且不论种族。相反，前壁 T 波倒置如果没有合并 J 点抬高、ST 段下移或下壁侧壁导联的 T 波倒置，提示心肌病的可能性更大。

（二）ST 段下移或压低

1.ST 段下移或压低定义为在 2 个或以上相邻导联中 ST 段下移≥0.05mV（相对于等电位 PR 段）。

2.ST 段压低更常见于心肌病。约 50% 的 HCM 患者会出现 ST 段压低，通常会与其他心电图异常并存，如病理性 Q 波或 T 波倒置 [1, 9]。

3.如果 ST 段压低单独出现，至少应行 UCG 评价，以发现潜在的心肌病。在 UCG 结果或临床疑诊的基础上可考虑行 CMR 检查。

（三）病理性 Q 波

1.长期以来，根据西雅图标准，对于无症状运动员，病理性 Q 波定义为深度＞3mm 或持续时间＞40ms（Ⅲ 和 aVR 导联除外）。

2.在运动员心电图解释的国际标准的新定义中，病理性 Q 波定义为 2 个或以上相邻导联中，Q/R 比≥0.25 或 Q 波持续时间≥40ms（Ⅲ 和 aVR 导联除外）。从国际标准中删除了绝对深度，因为在较瘦的人和生理性左心室肥厚的人中，假阳性率较高，这些人具有心前区高电压的表现但没有病理异常，通过使用 Q/R 比进行纠正可降低假阳性率。

3.需要注意的是，心电图导联放置位置不当也会出现异常 Q 波。

例如，肢体导联误接或 $V_1$ 和 $V_2$ 导联相对于心脏的位置放置到了较高的肋间隙而出现的假性间隔梗死的表现。

4. 实际上，Q/R 比≥0.25 或 Q 波持续时间≥40ms 仍不够完美[22]，因为仍有 1%～2% 的运动员可能出现病理性 Q 波，但进一步评估未见异常，在黑人和男性运动员中的假阳性率更高。最近的数据表明，Ⅲ导联的 Q+S 波振幅＞1.0mV 可能为 HCM 诊断提供附加价值[23]。

5. 病理性 Q 波见于各种心肌疾病，包括 HCM、ARVC、DCM 和陈旧性心肌梗死。此外，WPW 综合征也可以表现为病理性 Q 波。

6. 如果看到病理性 Q 波，应首先检查 QRS 波群，明确是否有提示 WPW 的预激迹象。如果无，则应根据 Q 波存在的具体导联决定下一步。如果出现在 $V_1$ 和 $V_2$ 导联，应重复心电图检查，注意导联位置是否正确放置在第 4 肋间隙或者是否相对于心脏的位置放置较高。如果重复心电图检查后 Q 波仍然存在，或者在 2 个或以上导联发现病理性 Q 波，应进行 UCG 检查以排除心肌病，尤其是并存 ST 段或 T 波异常的情况下。如果高度怀疑心肌病，建议行 CMR 检查。

7. 如果运动员超过 30—35 岁，或者临床怀疑或有缺血性心脏病的危险因素，特别是 UCG 提示有室壁运动异常者，建议行运动负荷测试。

### （四）左束支传导阻滞（LBBB）

LBBB 是运动员筛查中的一项罕见发现，如果发现 LBBB，应视为一种异常发现，进行综合评估以排除心血管疾病。

1. LBBB 患者通常伴有其他显著的 ST 段和 T 波改变，在心肌病和缺血性心脏病患者中很常见。一项比较运动员和 HCM 患者的研究表明，5.9% 的 HCM 患者伴有 LBBB，但心脏成像正常的运动员并没有 LBBB[24]。

2. 患有 LBBB 的运动员需要进行 UCG 和 CMR 检查，并考虑进行灌注扫描。当怀疑有缺血性心脏病时，可以考虑进行冠状动脉 CT/ 造影或运动负荷测试。

（五）显著的非特异性室内传导延迟（IVCD，即QRS波群增宽≥140ms）

1. 目前尚不清楚QRS波群形态正常的IVCD在健康、无症状运动员中是否代表着病理性疾病。运动员心肌质量增加和左心室肥厚，或者神经介导的传导系统减慢，都可增加QRS波群时限；而各种心肌病也可能有QRS波群增宽。

2. 在获得更多数据之前，谨慎的做法是对QRS波群增宽≥140ms的患者进行进一步评估，推荐行超声心动图以评估心肌疾病。其他检查可根据超声心动图结果或临床疑诊进行选择。

（六）心室预激：WPW综合征

0.1%～0.3%的人存在WPW（心室预激），超过50%的具有WPW模式的青少年是无症状的[25]。心电图上表现为短的PR间期（<120ms）、QRS波群时限>120ms及δ波（QRS波群初始的顿挫）。

1. 区分WPW与LGL综合征或增强的房室结传导很重要，因为后者与心搏骤停（SCA）无关，其表现为PR间期缩短<120ms，但没有δ波和正常的QRS波群时限，通常无须进一步评估。

2.WPW最严重的后果是晕厥或SCA的相关风险。晕厥可能是由于旁道快速下传导致的房室折返性心动过速、快速性心房颤动或心室颤动。所有WPW患者应完成超声心动图检查，因为它可能与Ebstein畸形、大动脉L型转位和由LAMP2或PRKAG2突变引起的心肌病有关。对19名死于SCA并在死前确诊为WPW综合征的人进行的尸检研究表明[26]，大多数SCA事件发生在休息时，其中4例曾成功地进行射频消融治疗，约50%患有其他心脏疾病，包括HCM、心脏肉瘤或特发性左心室肥厚。这表明WPW可能与SCA有关，所有WPW患者都应进行心脏评估。如果怀疑有心肌病，应考虑CMR。

3. 对无症状WPW患者进行风险分级以确定SCA风险的最佳方法尚存在争议。最重要的是确定旁道的不应期，更快的旁道传导与SCA风险增加相关。无创性风险分层可以通过运动负荷试验，心跳加快时突发完全性预激终止，提示低危旁道。静息心电图上的间歇性预激也提示风险较低，应进行运动负荷试验，重点观察是否存在旁路传导的突然消失（图 9-2）。如果存在以上表现，表明是低危旁道，在没有症状的情况下，并不需要治疗；如果有症状，且旁路传导没有在较高的心率下突然终止，或者如果患者不希望进行运动负荷试验，则应进行电生理（EP）检查。SCA 的最佳预测因素是最短预激 RR 间期（SPERRI）≤250ms，被认为是高危旁道，推荐行经导管消融。

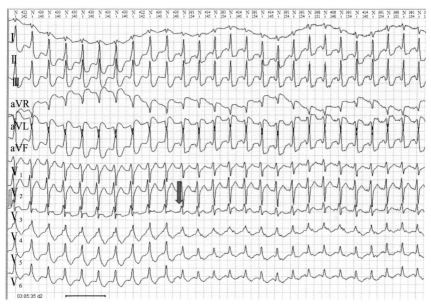

▲ 图 9-2　一名 28 岁的女性因阵发性心悸就诊，在运动负荷测试中，心率达到 154 次 / 分时心电图上突然失去预激表现（箭），这表明旁路途径导致猝死的风险较低

（七）QT 间期延长

长 QT 间期综合征（LQTS），一种由心脏离子通道突变引起的遗传性疾病，与尖端扭转型室性心动过速和 SCA 相关。最常见的形式是 LQT1、LQT2 和 LQT3，分别是由于 *KCNQ1*、*KCNH2* 和 *SCN5A* 的突变所致，约占 80% 的病例[1]。

1. 校正心率的 QT 间期（QTc）≥500ms 高度提示 LQTS，其下方有一个灰色地带，遗传证实的 LQTS 患者与正常人之间的 QT 间期有明显重叠。女性 QTc≥480ms 和男性 QTc≥470ms 被归类为异常的临界值，需要进一步评估（图 9-3）。

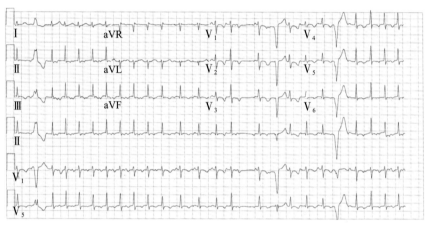

▲ 图 9-3　一名 16 岁的女孩，运动时突发晕厥

心电图提示：窦性心动过速，频发房性早搏、短阵房性心动过速；频发室性早搏，QTc 延长（460ms）。虽然没有超过 480ms，但结合患者的症状，后续进一步的评估确诊为 LQTS

2. 精确测量和人工确认计算机得出的 QT 间期及通过心率校正后的 QTc 是非常关键的，其中 QT 间期的测量最为困难。通过以下 6 个原则，可以实现对 QTc 的准确评估。

(1) II 和 $V_5$ 导联通常提供对 T 波的最佳描记，是最佳的测量导联。然后在 T 波的下坡上画一条直线作为切线，这条线与基线相交的地方是 QT 间期的终点，起点是 QRS 波群的开始。

(2) QT 间期随心率变化，应使用校正公式。一般来说，应使用 Bazett 的 QT 校正，公式为 QTc=QT/$\sqrt{R\text{-}R}$（以秒为单位）。

(3) 注意心率低于 50 次 / 分或高于 90 次 / 分时准确性有限：心率＜50 次 / 分时会低估 QTc，而心率＞90 次 / 分时会高估 QTc。在这些个体中，如果心率较低，应该鼓励运动员做少量运动来增加心率，或者给运动员额外的放松时间来降低心率。

(4) 如果由于窦性心律不齐导致心率不规则，应使用平均 QT 间期和平均 RR 间期。

(5) 在 QT 间期计算中不应包括在胸前导联中常见的低振幅 U 波。应遵循 "Teach-the-Tangent" 或 "Avoid-the-Tail" 方法来明确 T 波终点，在 T 波的终末支找到最为陡峭的部分，然后做切线，切线和基线相交的地方，即为测量 QT 间期的终点（图 9-4）。

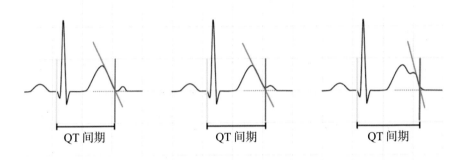

T 波最大斜率与等电线的交点

▲ 图 9-4　**QT 间期测量时通过切线法确定 T 波终点**

(6) 不仅仅是 QT 间期的长度，T 波的形态也可能提示 LQTS 的存在。例如，胸前侧壁导联 T 波切迹，切迹后 T 波第二峰的振幅高于 T 波的第一峰，即使在没有明显 QT 间期延长的情况下，也可能存在 LQT2[27]。

3. 即使在有经验的心电图阅读者中，QT 间期测量也存在变异。QT 间期的计算机解释准确率为 90%～95%[28]。确认计算机得出的 QTc 准确度的最简单和最有效的方法是检查 Ⅱ 和（或）$V_5$ 导联，并确定手工测量的 QT 间期是否与计算机的 QT 间期测量相匹配。如果两者相差在 10ms 内，可以相信计算机测量及计算的准确度。但是，如果两者相差 >10ms 时，应确定平均 RR 间期，选择相应的公式重新计算 QTc 间期。

4. 有些 QT 间期值较低的人虽然具有遗传性，但他们患尖端扭转型室性心动过速的风险较低。

5. 重要的是，仅仅依靠心电图提示 QTc 延长并不能给出 LQTS 的初步诊断。如果发现 QT/QTc 延长，应在不同的一天完成重复的心电图检查。家庭成员的心电图和 SCA、癫痫发作或不明原因死亡的完整家族史可能具有指导意义（图 9-5）。同时，还应评估可能导致 QT 间期延长的药物使用情况。此外，还需要进行运动负荷测试，通过运动诱发的心律失常及在恢复 2～5min 后 QTc 是否≥470ms 来进一步评估。基因测试和 Schwartz 评分也可能有帮助 [1, 2]（详见第 11 章）。

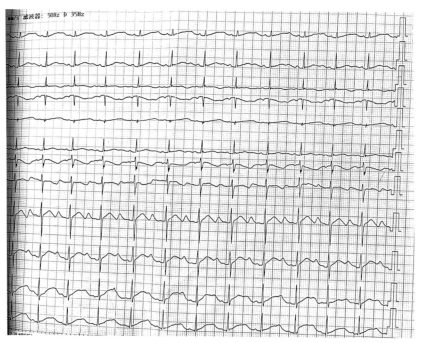

▲ 图 9-5　一名 17 岁女孩在体育课期间突发晕厥，心电图 QT/QTc 间期延长，基因检测学提示 *KCNH2* 基因突变（+），证实为 LQT2

（八）Brugada 波

Brugada 综合征（BRS）是一种遗传性原发性电疾病，在迷走神经张力增强的状态下易引起室性心律失常和猝死。它的特点是独特的 Brugada 心电图表现，包括 $V_1 \sim V_3$ 导联穹窿样 rSr' 模式、ST 段抬高≥2mm，以及 T 波终末部倒置。虽然有三种类型，但目前仅认为 I 型 Brugada 模式具有诊断意义。

1. I 型 Brugada 波又称穹窿形 Brugada 波，其心电图的显著特征被称为三联征：J 波幅度≥2mm、ST 段下斜型抬高≥0.2mV、T 波对称倒置（多见于 $V_1 \sim V_3$ 导联）。I 型 Brugada 通常与晕厥和休息或睡眠时的 SCA 相关，因此应与运动员早期复极的 ST 段上斜型抬高相鉴别。就此而言，Corrado 指数（Corrado Index）有助于鉴别[29]。即分别测量 ST 段起始 /J 点处的 ST 段高度（STJ），以及 ST 段开始后 80ms 处的 ST 段高段（ST80），并计算两者的比值。在 I 型 Brugada 模式下，ST 段呈下斜型，STJ/ST80＞1，而运动员早复极模式下 ST 段的初始上斜段会导致 STJ/ST80＜1。

2. II 型 Brugada 波的心电图特征依然为三联征：J 波幅度≥2mm、ST 段呈凹面向上的抬高（马鞍型）且抬高幅度≥0.1mV、T 波直立或双相。在 II 型中，SCA 或晕厥的发生率非常低，通常不需要进行更多的评估。

3. I 型 Brugada 心电图模式无论有无症状均需进行进一步的评估。应确认正确的导联位置，必要时重复心电图检查，并行高位胸前导联心电图，即将 $V_1$ 和 $V_2$ 导联置于第 2 或第 3 肋间隙。如果 I 型的图形出现在高位胸前导联心电图上，则具有诊断意义，应转介给心电生理专家。还可以行 24h 动态心电图监测，可以发现间歇发作的心电图改变，因为 I 型心电图模式在 12～18h 较常见，可作为一线的筛查试验。此外，还应考虑潜在的加重 Brugada 样心电图模式的因素，如高钾血症、发热、具有钠离子通道阻滞性质的药物等。

### （九）显著窦性心动过缓和显著的一度房室传导阻滞

窦性心动过缓和一度房室传导阻滞是耐力运动员的典型正常表现。然而，静息心率≤30 次 / 分或 PR 间期≥400ms 时可能意味着传导系统疾病，应考虑启动评估，包括让患者进行简单的有氧运动（如定点跑步或爬楼），以较高的心率重复心电图检查，如果心率适当增加且 PR 间期正常化，患者无症状，则无须进一步检测。反之，如果运动时心率不增加或 PR 间期不能适应性缩短、运动员出现先兆晕厥 / 晕厥，或者存在心脏疾病或猝死的家族史，则应进一步评估，如正式的运动负荷测试，以评估心脏变时功能，并观察运动时是否存在更高程度的房室传导阻滞。

（十）二度 Ⅱ 型房室传导阻滞和完全性房室传导阻滞

二度 Ⅱ 型房室传导阻滞和完全房室传导阻滞在心电图筛查中比较罕见，但通常意味着严重的传导系统疾病。区分二度 Ⅰ 型和 Ⅱ 型房室传导阻滞很重要，因为二度 Ⅰ 型房室传导阻滞更常见，且通常是正常的。同样，房室分离可能是由于完全性房室传导阻滞或窦性心动过缓伴交界或室性加速性心律所致。P 波多于 QRS 波群提示完全性房室传导阻滞，而 QRS 波群多于 P 波则与加速心律一致。

（十一）频发室性早搏（PVC）和非持续性室性心动过速（NSVT）

1. 虽然频发 PVC 可能是良性的，但它们的存在也可能提示潜在的心脏病患，特别是 ARVC、DCM、HCM 或心肌炎等。对运动员而言，在标准心电图上，存在 2 个以上的 PVC 即为频发。并且至少应该进行 24h 动态心电监测（Holter）、超声心动图和运动负荷测试进一步。如果 24h 动态心电监测和超声心动图正常，运动过程中 PVC 减少，则不建议对无症状运动员进行进一步的评估。有研究表明，在每天 PVC≥2000 次的运动员中有 30% 以上的人存在潜在的结构性心脏病，而每天 PVC<2000 次和<100 次的运动员分别为 3% 和 0%。因此，如果每天 PVC≥2000 次，在运动负荷试验中室性早搏负荷增加的运动员，则需进一步评估，包括 CMR 和有创性的电生理检查。

2. 意大利针对 120 名竞技运动员开展了一项研究[30]，他们都没有心肌病的个人史或家族史，每天平均有 3760 次 PVC，部分运动员没有治疗且继续运动，再次行动态心电图检查提示 PVC 的数量显著减少，约 1240 次。因此对于频发 PVC 的运动员是否需要停止训练，目前仍有争议。

3. 室性二联律、三联律和 NSVT 通常需要进一步评估，因为它们提示潜在的心脏病理变化并可能引起 SCD 的室性心动过速。如果发现室性心律失常，评估应包括详尽的家族史、用于评估结构性心脏病的 UCG、用于评估 ARVC 或其他心肌病的 CMR、动态心电图监测和运动负荷试验。根据这些结果，可能需要进一步评估，包括心电生理检查或基因检测。人们一直关注由极限耐力运动诱发的一种 ARVC，这些高水平耐力运动员有 ARVC 基因阳性（但阳性率低于预期），且没有 ARVC 家族史，在强耐力运动时心电图可能表现为频发的 PVC。

（十二）室上性心动过速

运动员很少出现室上性心动过速（SVT）、心房颤动和心房扑动，如果存在这些症状，则可能提示有心肌病或离子通道疾病的可能。房性快速性心律失常很少危及生命，但可能与其他导致 SCD 的疾病有关，包括 LQTS、WPW、BrS、心肌炎、先天性心脏病和心肌病。

1. 对于阵发性 SVT，如果可能的话，应当在 SVT 不发作时应重复心电图检查。可通过 Valsalva 手法、颈动脉窦按摩或潜水反射等刺激迷走神经的方法来终止心律失常。此外，还应该完成 UCG、动态心电监测和运动负荷试验，必要时行心电生理检查或射频消融手术。

2. 如果发现心房颤动或扑动，应根据标准指南完成 UCG 以评估结构性心脏病和抗凝治疗。应使用动态心电图监测来评估心律失常为阵发性或持续性，以及全天心室率情况。采集详尽的家族史可能有助于发现潜在的遗传原因。根据上述结果，可能还需考虑行 CMR、电生理检查以及可能的消融治疗。

（十三）ε 波

ε 波又称后激动电位或右心室晚电位，于 1977 年在致心律失常性右室心肌病（ARVC/D）患者的心电图中被发现并命名，约 30% 的

ARVC/D 患者可在心电图上记录到 ε 波。它是预测猝死风险的心电图标志波之一，这类患者易发生室性心动过速、心室颤动，临床应高度重视。

1. ε 波的心电图表现类似于右束支阻滞图形，右胸 $V_1 \sim V_3$ 导联（特别是 $V_2$ 导联）QRS 波群终末部、ST 段起始部出现的高频低幅的小棘波（图 9–6）。

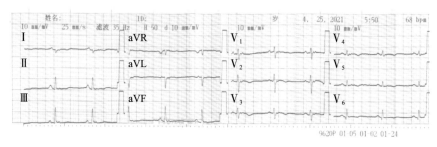

▲ 图 9–6　一名经常锻炼的休闲运动员，在 $V_1 \sim V_3$ 导联可见 ε 波——QRS 波群和 T 波之间的低振幅高频信号

2. 对 ε 波的研究几乎都围绕 ARVC/D，特别当患者有反复室性心动过速、心室颤动（青年猝死）发生时，ε 波有重要的诊断价值，它是 ARVC/D 的一个特异性较强的心电图指标，但敏感度较低[1]。

3. 出现特征性 ε 波的 ARVC/D 患者中男性多于女性，发病年龄 80% 在 40 岁以内；出现 ε 波的 ARVC/D 患者发生晕厥、室性心动过速及心室颤动的比例、$V_1 \sim V_3$ 导联 QRS 平均时限、右束支传导阻滞的比例，以及 CMR、UCG 异常的比例均高于未出现 ε 波的 ARVC/D 患者。

病例介绍

马某，女，16 岁，平素身体健康，运动时突发晕厥，持续 5min，呼之不应，事后不能回忆。心电图提示频发多源室性早搏。

行动态心电图检查（图 9–7），结果显示：①窦性心率，平均心率 60 次/分，慢性心率 38 次/分；②频发多源性室性早搏有 11 760 个，占总心搏 13.5%，有 87 阵短阵多形性室性心动过速，有 1168 阵成对室性早搏，有 339 阵室性二联律，有 56 阵室性三联律；最长时间 1 阵室

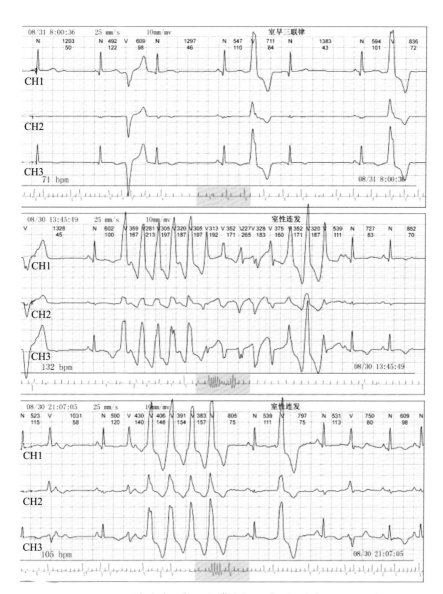

▲ 图 9-7　动态心电图提示频发室性早搏及短阵室性心动过速

性心动过速持续 4s，平均心室率 175 次 / 分；③未见发作性 ST 段改变；
④心率变异性轻度升高。心脏彩超示：右心室偏大（25mm×41mm），
左心室收缩及舒张功能正常，右心室收缩功能正常。CMR 提示：①右
心室增大，右心室运动稍减低，右心室游离壁可疑心肌纤维化，符合

致心律失常性右室心肌病（ARVC）表现；②左心室心尖部游离壁外膜下延迟强化期高信号灶，心外膜脂肪浸润心肌纤维化鉴别，倾向前者可能性大；③左心室收缩功能正常；④心包积液（少量）。结合以上，最终患者诊断为ARVC。

综上所述，运动员的心电图解释应使用运动员特定标准来完成，现阶段最常用的是最新的运动员心电图解释国际标准。正常表现或一个临界表现不需要进一步评估，而两个或更多的临界表现及任何异常表现均需要进一步评估。在大多数情况下，心电图异常本身并不代表一种疾病，但应启动进一步的评估，以排除病理性心脏病。

此外，心电图并不是一个完美的筛查工具，某些疾病，如冠状动脉起源异常或主动脉扩张，并不能通过心电图显示出异常。更重要的是，正常的心电图并不能保证一生都没有心脏病。遗传性疾病的心电图改变和表型表达可能会随着时间的推移而发生，尤其是在青春期青少年和年轻成人中，因此在这些人群中，重复筛查对于排除心肌疾病的间期发展是必要的。

在我国的现阶段，并没有把心电图筛查作为日常体检的一部分，但是随着青少年儿童猝死事件的增加，社会关注度和学校、家长的重视，一些学校已经要求学生在开始本学年耐力运动训练和测试的"门槛"，心电图以其经济、方便、准确性高等优势，在临床评估中起到非常重要的作用。

2021年7月，中山大学附属第一医院心脏预防评估中心启动的"心脏安全行动家——心安校园行"活动，就是针对青少年儿童开展的心脏安全筛查活动，包括个人史、家族史的问卷筛查，呼吁教育部门每年对学生开展体检活动（重点是心电图检查和体格检查），建立连续性健康档案。针对运动心脏风险中高危个体，我们将进一步心脏评估，尤其是结合心脏血流动力学的运动评估，为高危个体提供专业指引，避免更多的悲剧发生，促进青少年儿童健康生活方式的建立，并为改善青少年儿童体育安全和心脏安全提供基于证据的政策决定。

# 参考文献

[1] Mathew G. Wilson, Jonathan A. Drezner, Sanjay Sharma. IOC Manual of Sports Cardiology[M]. Hoboken: John Wiley & Sons, Ltd, 2017.

[2] Axel Pressler, Josef Niebauer. Textbook of Sports and Exercise Cardiology[M]. Cham: Springer Nature Switzerland AG, 2020.

[3] Johri AM, Poirier P, Dorian P, et al. Canadian Cardiovascular Society/Canadian Heart Rhythm Society Joint Position Statement on the Cardiovascular Screening of Competitive Athletes[J]. Can J Cardiol, 2019, 35(1): 1–11.

[4] Maron BJ, Friedman RA, Kligfield P, et al. Assessment of the 12-lead electrocardiogram as a screening test for detection of cardiovascular disease in healthy general populations of young people (12–25 years of age): a scientific statement from the American Heart Association and the American College of Cardiology[J]. J Am Coll Cardiol, 2014, 64(14): 1479–1514.

[5] Corrodo D, Pellicia A, Bjornstad HH, et al. Cardiovascular preparticipation screening of young competitive athletes for prevention of sudden death: proposal for a common European protocol. Consensus statement of the study group of sport cardiology of the working group of cardiac rehabilitation and exercise physiology and the working group of myocardial and pericardial diseases of the European Society of Cardiology[J]. Eur Heart J, 2005, 26(5): 516–524.

[6] Drezner JA, Ackerman MJ, Anderson J, et al. Electrocardiographic interpretation in athletes: the "Seattle Criteria"[J]. Br J Sports Med, 2013, 47(5): 122–124.

[7] McClean G, Riding NR, Pieles G, et al. Diagnostic accuracy and Bayesian analysis of new international ECG recommendations in paediatric athletes[J]. Heart, 2019, 105(2): 152–159.

[8] Sharma S, Drezner JA, Baggish A, et al. International recommendations for electrocardiographic interpretation in athletes[J]. J Am Coll Cardiol, 2017, 69(8): 1057–1075.

[9] Papadakis M, Carre F, Kervio G, et al. The prevalence, distribution, and clinical outcomes of electrocardiographic repolarization patterns in male athletes of African/Afro-Caribbean origin[J]. Eur Heart J, 2011, 32(18): 2304–2313.

[10] Papadakis M, Basavarajaiah S, Rawlins J, et al. Prevalence and significance of T-wave inversions in predominantly caucasian adolescent athletes[J]. Eur Heart J, 2009, 30(14): 1728–1735.

[11] Migliore F, Zorzi A, Michieli P, et al. Prevalence of cardiomyopathy in Italian asymptomatic children with electrocardiographic T-wave inversion at preparticipation screening[J]. Circulation, 2012, 125(3): 529–538.

[12] Patton KK, Ellinor PT, Ezekowitz M, et al. Electrocardiographic early repolarization: a scientific statement from the American Heart Association[J]. Circulation, 2016, 133(15): 1520–1529.

[13]. Hermelin MJ, Prutkin JM. Black athlete electrocardiographic repolarization pattern[J]. J Electrocardiol, 2018, 51(4): 680–682.

[14] Pelliccia A, Culasso F, Di Paolo FM, et al. Prevalence of abnormal electrocardiograms in a large, unselected population undergoing pre-participation cardiovascular screening[J]. Eur Heart J, 2007, 28(16): 2006–2010.

[15] Baggish AL, Hutter AM Jr, Wang F, et al. Cardiovascular screening in college athletes with and without electrocardiography: a cross-sectional study[J]. Ann Intern Med, 2010, 152(5): 269–275.

[16] Kim JH, Noseworthy PA, McCarty D, et al. Significance of electrocardiographic right bundle branch block in trained athletes[J]. Am J Cardiol, 2011, 107(7): 1083–1089.

[17] Kim JH, Baggish AL. Electrocardiographic right and left bundle branch block patterns in athletes: prevalence, pathology, and clinical significance[J]. J Electrocardiol, 2015, 48(3): 380–384.

[18] Sheikh N, Papadakis M, Ghani S, et al. Comparison of electrocardiographic criteria for the detection of cardiac abnormalities in elite black and white athletes[J]. Circulation, 2014, 129(16): 1637–1649.

[19] Pelliccia A, Di Paolo FM, Quattrini FM, et al. Outcomes in athletes with marked ECG repolarization abnormalities[J]. N Engl J Med, 2008, 358(2): 152–161.

[20] Schnell F, Riding N, O'Hanlon R, et al. Recognition and significance of pathological T-wave inversions in athletes[J]. Circulation, 2015, 131(2): 165–173.

[21] Calore C, Zorzi A, Sheikh N, et al. Electrocardiographic anterior T-wave inversion in athletes of different ethnicities: differential diagnosis between athlete's heart and cardiomyopathy[J]. Eur Heart J, 2016, 37(32): 2515–2527.

[22] Chen AS, Bent RE, Wheeler M, et al. Large Q and S waves in lead Ⅲ on the electrocardiogram distinguish patients with hypertrophic cardiomyopathy from athletes[J]. Heart, 2018, 104(22): 1871–1877.

[23] Bent RE, Wheeler MT, Hadley D,et al. Computerized Q wave dimensions in athletes and hypertrophic cardiomyopathy patients[J]. J Electrocardiol, 2015, 48(3): 362–367.

[24] Bent RE, Wheeler MT, Hadley D, et al. Systematic comparison of digital electrocardiograms from healthy athletes and patients with hypertrophic cardiomyopathy[J]. J Am Coll Cardiol, 2015, 65(22): 2462–2463.

[25] Cohen MI, Triedman JK, Cannon BC, et al. PACES/HRS expert consensus statement on the management of the asymptomatic young patient with a Wolff-Parkinson-White (WPW, ventricular preexcitation) electrocardiographic pattern[J]. Heart Rhythm, 2012, 9(6): 1006–1024.

[26] Finocchiaro G, Papadakis M, Behr ER, et al. Sudden cardiac death in pre-excitation and Wolff-Parkinson-White: demographic and clinical features[J]. J Am Coll Cardiol, 2017, 69(12):1644–1645.

[27] Malfatto G, Beria G, Sala S,et al. Quantitative-analysis of T- wave abnormalities and their prognostic implications in the idiopathic long QT- syndrome[J]. J Am Coll Cardiol, 1994, 23(2): 296–301.

[28] Drezner JA, O'Connor FG, Harmon KG, et al. Infographic: AMSSM position statement on cardiovascular preparticipation screening in athletes: current evidence, knowledge gaps, recommendations and future directions[J]. Br J Sports Med, 2017, 51(3): 168.

[29] Zorzi A, Leoni L, Di Paolo FM, et al. Differential diagnosis between early repolarization of athlete's heart and coved-type brugada electrocardiogram[J]. Am J Cardiol, 2015, 115(4): 529–532.

[30] Delise P, Sitta N, Lanari E, et al. Long-term effect of continuing sports activity in competitive athletes with frequent ventricular premature complexes and apparently normal heart[J]. Am J Cardiol, 2013, 112(9): 1396–1402.

# 第 10 章 运动的心血管筛查：超声心动图

**学习目标**

1. 了解超声心动图在运动员评估中的作用。
2. 掌握对运动员进行超声心动图检查的 4 个阶段及结果解读。
3. 讨论应变成像技术和运动刺激对运动员心脏和心血管疾病的诊断和鉴别诊断价值。

超声心动图是一种常规检查，为操作者提供了解心脏结构和功能的"窗口"，同时也是诊断潜在致命性心脏病的一种有价值的方法。超声心动图在运动员参与前心血管筛查中作为主要调查手段的作用目前是有争议的，但其在二级诊疗中［即根据异常的 ECG 结果或在评估有 SCA/SCD 临床表现和（或）家族史的运动员时］的价值很明确，已成为必不可少的筛查工具[1-3]。比如意大利竞技运动员心血管筛查方案就建议对所有病史、体格检查和（或）ECG 发现异常的受试者进行超声心动图检查。事实上，在过去的几年中，在新媒体报道的推动下，与竞技运动员体育锻炼相关的猝死事件已成为高度关注的事件。心脏和（或）大血管的结构变化往往是此类患者猝死的主要原因之一，而这些变化通常可以通过超声心动图来识别。此外，如前所述的在训练有素的运动员中出现的"运动员心脏"的适应性表现，也会引起可识别的结构和功能变化。

过去，生理性的心脏适应与病理性的心脏疾病之间的灰色地带范围很广，超声心动图的敏感性和特异性较差，但随着三维超声心动图和运动负荷超声技术的出现，该学科的诊断能力也随之提高。随着人们对运动员心脏的"正常"适应性有了更深入的了解，这些新技术有助于缩小灰色地带的范围，并为运动员管理提供新的有效的支持。

一般来说，在运动员参与前心血管筛查中超声心动图的检查过程一般分为 4 个阶段 [2]：①从病史、症状、ECG 表现、训练情况等方面获得详细的检查前信息；②利用常规超声心动图技术在静息时进行检查；③在静止状态下应用应变成像等新技术；④通过短时间的运动刺激来获取更进一步的功能数据。

## 一、超声心动图检查前信息的获取

临床医生在开立超声心动图检查时应提供详细的信息，以指导超声医生了解检查的重点，更准确地解读超声心动图数据。

### （一）性别

女性和男性运动员都可表现出一定程度的心室离心性重塑。通常情况下，女性运动员的心腔尺寸很少超出既定的"正常范围"，因此当左心室壁厚度（LVWT）＞11mm 时需要进一步评估。

### （二）年龄

训练有素的青少年运动员也会出现生理性的心脏重塑，但其重塑的程度通常低于成年 / 老年运动员。需要明确的是，当结构值超出超声心动图的"正常范围"时，心脏功能的评估是关键。

### （三）种族

非洲和白人运动员的心室腔大小类似，但非洲运动员的室壁厚度和左心房大小通常更大。在缺乏亚裔运动员可用数据的情况下，应考虑采用适用于白人运动员的标准。

### （四）体表面积

身材的高矮胖瘦和腔室尺寸之间具有相关性，因此所有腔室尺寸都应通过体表面积来校正。

（五）症状

劳力性胸痛、晕厥或近乎晕厥、心悸、与劳累程度不成比例的气短或疲劳，均应详细评估可能导致 SCD 的所有潜在原因。症状通常是非特异性的，因此必须确保排除所有可能的原因。除此之外，需要意识到劳力性胸痛可能还需要对冠状动脉进一步评估，而晕厥可能与流出道梗阻或致心律失常的基础疾病有关，如 ARVC 或 HCM。对于临床难以解释的活动胸闷、呼吸困难患者，或运动耐量下降的个体，或难以鉴别的灰色地带可以考虑行运动负荷超声心动图检查（详见后文）。若受条件所限，无法完成运动负荷超声心动图，可考虑运动负荷试验（详见第 11 章）。

（六）ECG 改变

ECG 变化的类型将进一步指导评估的重点。例如，$V_1 \sim V_3$ 导联的 T 波倒置提示应对右心进行更全面的评估；而侧壁导联的 T 波倒置通常被认为是病理性的，需要进一步研究。

（七）训练量 / 级别

与低强度训练的运动员相比，精英运动员可能表现出更大程度的生理性心脏适应。

（八）运动类型

特定的运动类型会导致不同的心脏重塑，如耐力运动员可能会比混合性或力量性运动员更容易出现腔室肥大。

由于运动员心脏的变化受多因素影响，提供明确的正常范围具有挑战性。有鉴于此，本章推荐以标准非运动员的规范数据作为基线，当数值超出非运动员的"正常范围"时，关键应对心脏功能进行评估。

此外，超声心动图的许多结构和功能的指标可能会受到容量负荷和近期高强度训练的影响，因此在检查前应确保运动员保持充足的水分，并且至少 6h 内避免运动。

## 二、标准超声心动图检查

### （一）左心室

在急性运动期间，运动员的左心室（LV）结构会随着不断增加的容量或压力负荷而发生变化[4]。越来越多的证据表明，运动员经常表现为 LV 离心性肥大（壁厚和腔室大小呈平行性增加），而单纯向心性肥大（壁厚增加，LV 腔室大小正常）很少出现[5, 6]。此外，在训练有素的运动员中，过度小梁化（超过三个小梁）也很常见[7]，并且似乎在非洲运动员中更为普遍。有鉴于此，必须对 LV 腔室大小、室壁厚度和 LV 质量进行准确和可重复的测量。

在运动员群体中，尤其是在那些心室大且心率缓慢的运动员中，经常可以观察到 LV 收缩功能"降低"，这取决于整体射血分数（EF）和（或）心肌收缩速度[8]。因为在静息状态下，扩大的心室能够以最小的心肌收缩力产生足够的每搏输出量[9]。在这些运动员中，排除病理性疾病很重要，并且可能需要在短暂的运动刺激后进行评估（详见后文）[1]。运动训练产生的慢性心脏适应不会导致 LV 舒张功能的任何退化，研究数据表明，即使在休息时，运动员的早期舒张功能也优于久坐不动的个体，二尖瓣舒张早期和晚期血流速度比（E/A）通常＞2[10, 11]。在 HCM 和 DCM 患者中，不太可能出现明显的舒张功能障碍，LV 舒张功能的轻微降低可能更常见，可能表现为 E/A 的降低（不一定反转，但比值接近 1），以及二尖瓣环舒张早期运动速度（e'）的绝对值＜9cm/s[2]。需要强调的是，这些指标的改变并不一定意味着病理情况，但可以促使超声检查操作者进一步评估。

LV 结构的变化应结合 LV 容量和相对壁厚（RWT）来确定。相对壁厚的计算方法是将舒张期的室间隔和后壁厚度相加，并除以 LV 舒张末期内径。LV 结构的变化可以报告为：①"正常"；②"向心性重塑"［相对壁厚增加（>0.42），容量正常］；③"向心性肥大"［相对壁厚增加（>0.42）和容量增加］；④"离心性肥大"［正常相对壁厚（<0.42）和容量增加］❶。

LV 舒张包括等容舒张期和充盈期两个时相，在正常情况下静息或运动状态的 LV 充盈均不伴有 LV 舒张末压的异常升高。影响 LV 舒张功能的主要因素是 LV 心肌的弹性或僵硬度。超声心动图是 LV 舒张功能测量的间接估测方法，为了评估 LV 整体舒张功能，应包括以下指标：二尖瓣舒张期血流速度（E 峰、A 峰）及其比值（E/A 值）、二尖瓣 E 峰减速时间（DT，DT 缩短提示 LV 舒张末压升高，无论对窦性心律还是心房颤动，都具有较高的精确性，但不适合心房扑动的患者）、二尖瓣环侧壁和间隔运动速度（e'）、平均 E/e' 值（常规用于估测 LV 充盈压，平均 E/e' 值>14 与 LV 充盈压升高具有高度特异性，但该比值在 8～14 的"灰色地带"不能确定 LV 充盈压是否升高）[2, 3]。

每搏输出量（SV）指每次心动周期 LV 排出的血流量，是定量 LV 泵血功能的重要指标，正常值男性为每搏 33～78ml，女性为每搏 29～63ml。但需注意经常锻炼的个体其 SV 会有所增高。

（二）右心室

在运动期间，为了与升高的前负荷相适应，右心室（RV）会承受不成比例的室壁应力，主要表现为离心性肥大[13]。没有证据表明运动员会出现右心室向心性肥大，一旦出现就需要进一步评估。与 LV 一样，参与高动力运动（如划船、自行车和足球）的运动员的 RV 似乎更容易出现心脏适应性变化，而在力量型运动员的中 RV 的心脏适应很少见[14]。

在参与前筛查中评估 RV 结构的理由主要是确认或排除 ARVC。超声心动图诊断 ARVC 的敏感性和特异性均较低，因此，对 RV 的功能进行评估至关重要。二维 RV 面积变化分数（2D-FAC，测量的 RV 面积包括肌小梁、腱索及三尖瓣叶，但忽略了 RV 流出道的面积）和三尖

---

❶ 有部分研究提出以 RWT>0.45 作为标准。

瓣环收缩期位移（TAPSE，是常规评价 RV 功能的方法，代表 RV 的纵向收缩功能）的指标非常有用，因为运动员的纵向功能和整体面积变化的测量值通常是正常的 [15-17]。

### （三）左心房和右心房

推荐使用左心房最大容量指数（LAVI，测量左心房容量，并通过体表面积进行校正），可用于反映升高的 LV 充盈压随着时间变化产生的累积效应，为 LV 舒张功能障碍和慢性心血管疾病提供诊断和预后信息。在心肌病患者中，心房增大通常是继发于心室充盈压的升高，或伴 / 不伴心室收缩功能障碍的瓣膜疾病，但在运动员群体中，心房扩张似乎是一种常见的适应性表现 [18]。与心室结构一样，运动员的心房增大似乎在那些参与高动态体育活动的个体中更为普遍；而参与低动态运动训练（耗氧量＜50%）的运动员似乎不会出现左心房或右心房增大 [19]。因此，心房扩张可能与急性等张运动期间前负荷的增加有关。在运动参与前筛查中，只要没有证据表明心室舒张延迟或充盈压升高，单纯的心房扩张无须引起不必要的担忧。

有证据表明在一般人群中，心房大小与心律失常负荷有关。而房性心律失常的发生率在资深耐力运动员中更为常见，尽管其机制尚不完全清楚 [1-3]。在这一人群中，超声心动图可能在对频繁发作的阵发性心房颤动甚至慢性心房颤动的预测预后方面（左心房增大）发挥重要作用。

### （四）冠状动脉开口

据报道，冠状动脉异常占年轻运动员 SCD 的 14%～19%。超声心动图可以通过确定左、右冠状动脉开口的准确位置而发挥重要作用，尤其是在有症状的运动员中 [2]。

## 三、新的超声心动图指标

近年来，随着三维超声心动图和心肌应变显像技术在心功能检查中的应用，使我们对于心功能的超声测量方法有了新的认识。超声斑点追踪技术（STE）的原理是超声成像过程中入射声波与心肌组织之间发生散射、反射等作用而在图像上形成"斑点"回声，通过追踪这些与心肌组织同步运动的声学斑点可以获得心肌组织的运动信息，以应变和应变率评价心肌形变能力。斑点追踪技术可将心肌运动分解为纵向、周向、径向三个坐标轴上的分向量，其中纵向应变被众多研究证实在心脏收缩功能不全早期、LVEF 尚无明显变化时即可减低。整体纵向应变（GLS）的临床应用虽远低于 LVEF，但其测值稳定，且重复性好，对亚临床心功能减低的评价及预后方面优于 LVEF。目前建议 GLS 的正常参考值为 ≤ –20%[1–3]。

（一）左心室

LV 力学很复杂。在收缩期，心肌细胞长度缩短发生在纵向和周向平面上，随后心肌细胞以径向增厚的形式移位到 LV 腔。此外，纵向纤维从基部到顶端以螺旋状排列，导致在基部和顶端处沿相反方向旋转 / 扭曲，进而导致心室沿着长轴向下扭转。在这些力的共同作用下可以产生最佳的每搏输出量。

已有学者描述过运动员心脏的静息心脏力学，尽管存在一些不一致之处。大学赛艇运动员参与 90 天的耐力训练计划会导致纵向和径向应变增加[20]，但周向应变发生节段性变化（游离壁应变增加，间隔应变减少）。另一项横断面研究中也观察到了比该研究更高水平的应变[21]：在运动人群中，LV 扭转的幅度更大；与久坐的对照组相比，运动员的收缩力学降低。这些异质性发现可能与在结构适应中观察到的个体变异性有关，并且很可能与 LV 和 RV 的几何结构有关。

在 HCM 患者中，心肌纵向纤维可能更容易发生纤维化或缺血，并导致功能失调。在这种情况下，周向纤维将发生代偿，以保持整体 EF。有研究[22]观察了 HCM 患者、心肌肥厚的精英运动员和久坐对照组三组不同人群的 GLS，结果表明运动员和对照组之间的 GLS 没有任何差异，但 HCM 患者的峰值应变显著降低。其他研究也显示了类似

的发现 [2]，在 HCM 患者中下降。这一点仅在常规成像中就很明显，因此诊断的难度不在于 HCM 患者组，而在于处于灰色地带的运动员（即区分潜在的轻型 HCM 患者）。有一项研究观察了具有类似室壁厚度（12～16mm 的灰色地带）HCM 患者和运动员，并分析了两组的纵向和周向应变数据，结果显示 HCM 患者表现出较低的心内膜纵向应变，而周向应变没有显著差异。但相对壁厚（RWT）可以准确地区分病理性肥大和生理学心脏适应，HCM 患者的 RWT 显著大于运动员组，特异性高达 95%[23]。总之，GLS 在排除运动人群早期病理进展方面可能具有价值，但目前看来不太可能定义一个绝对的临界值，连续动态的评估可能更具有洞察力。例如，在接受化疗的癌症患者身上获得的数据显示，GLS 降低了 10%～15%，预测未来 LVEF 将降低 [2]。因此，在 LVEF 临界值或轻度降低的情况下，或暂时难以鉴别的灰色地带，可以通过后续超声心动图的评估确定应变是否进一步降低。

（二）右心室

RV 壁较薄，结构复杂，横面呈新月形，侧面呈三角形，其内有突出的肌小梁、粗大的节制索及肺动脉圆锥，以室上嵴为界分为流入道、流出道和布满肌小梁的心尖部三部分，且不在同一平面内，致使 RV 几何形状不规则 [24]。同时，RV 是肺循环的动力器官，在正常的循环和负荷情况下维持肺灌注以便输送静脉血进行气体交换，促进体循环静脉血回流。然而，当肺循环压力升高时，RV 排血量对压力负荷较敏感，心排血量减少，从而使容量负荷不断增加，心室持续扩张、肥厚，最终导致右心衰竭。正是由于 RV 特殊的形态和心脏力学，导致长期以来评价 RV 结构和功能受到一定的限制 [25]。

三维超声心动图的发展提高了 RV 容量和功能评估的准确性，使得超声心动图测量的右心室射血分数（RVEF）更接近 CMR 的测量结果。3D-STE 是评估 RV 收缩功能的可靠方法，且由于其能在三维容积内追踪心肌的运动轨迹，评估 RV 不同解剖部位的形变（包括 RV 流入道、流出道和心尖），其测量值通常比二维斑点追踪更加准确 [1-3]。

在运动员心脏中有一个重要发现，即从心底到心尖存在由低到高的应变梯度，在心尖处应变值达到最高。由于运动员心腔扩大，基础应变降低，因此该梯度在运动员的心脏中已被证明高于健康对照组。支持这一点的机制尚不完全清楚，但 RV 几何形状的变化，以及需要较低的收缩末容积以产生足够的每搏输出量可能起到了一定的作用。尽管与 RV 几何形状相关的应变似乎存在区域差异，但整体应变（包括三个心肌节段的平均值：基部、中部和心尖部）似乎与 RV 大小无关，此外，有学者提出区分生理学减低和病理学异常的临界值为 –15%[26-28]。

对于早期 ARVC 诊断尚未完全明确的人群，如基因阳性的 ARVC 患者的家庭成员，或高强度耐力训练的运动员，如何预测其早期心律失常事件的发生，改善其危险分层，也开始受到一些学者的关注。Leren 团队[29] 采用心电图、超声心动图及应变分析综合评估 ARVC 患者，结果发现早期发生不良事件的患者，其 RV 内径较大，RV 应变的机械离散度更高，且具有更多心电图的异常信号。研究提示超声心动图可以进一步提高对 ARVC 患者早期不良事件的识别，但目前仍缺乏直接比较运动员心脏和 ARVC 心脏力学的数据。Teske 等的研究[30] 中发现，与健康对照组相比，ARVC 患者的 RV 应变指标显著降低。但值得注意的是，该研究大多数 ARVC 患者都已经出现了明显的功能异常，因此应变成像暂未能真正提供额外有价值的信息。

## 四、运动负荷超声的作用

本书经常提到运动测试对出现心室收缩和（或）舒张功能临界降低的运动员的潜在诊断作用。这种表现的生理机制是基于扩大的心脏腔室需要用最小的心肌收缩力，来维持静息时候的每搏输出量。在运动过程中，运动员的心脏能够产生比非运动员更大的心脏储备，从而增加心排血量和动静脉氧交换所需的每搏输出量。这可以通过常规和应变成像确定的心肌收缩性增加、解旋改善，以及舒张早期充盈来证实。在 HCM 患者中，病变心肌无法对运动刺激产生足够的储备和收缩力，收缩力和舒张期充盈不会改善甚至还会恶化。在运动员的 RV 中也可以看到类似的表现，La Gerche 等的研究[28]结果强调了递增负荷运动期间基础 RV 应变降低的正常化。尽管目前还缺乏 ARVC 患者 RV 对运动的直接反应，但肺动脉高压患者缺乏每搏输出量储备的能力，以及 ARVC 患者运动耐力的下降确实表明这一类患者 RV 储备低于生理性的心脏适应。

因此，对于临床难以解释的活动胸闷、呼吸困难患者，或运动耐量下降的个体，或难以鉴别的灰色地带可以考虑行运动负荷超声心动图检查。目前尚未明确定义所需的运动刺激类型，但已证实可考虑短时间的等长运动，如可以使心率提高 50% 的仰卧位踏车。

病例介绍

患者男性，30 岁，3 年前因发热就诊，发现心电图显著 ST-T 改变（图 10-1），无胸闷胸痛心悸等不适。经常跑步锻炼，入院完善相关检查（UCG、冠状动脉 CTA、CMR 等均未见明显异常）。3 年后常规复查，行运动心肺 - 动态心排三合一心脏评估，发现一系列异常结果，包括运动耐量中度降低（VO$_2$peak/pred VO$_2$%=67%）、运动中血压反应异常（峰值血压＞240mmHg）、心电图异常（运动中偶发室性早搏）和运动中 SV 递增不良（图 10-2）。随后再复查 UCG 和 CMR 提示符合肥厚型非梗阻性心肌病（图 10-3 和图 10-4）。这个病例提示由于超声心动图的心尖部可视化不良，可能导致对此种类型 HCM 的漏诊。但在疾病的早期，可能 CMR 也不能及时反映出异常，因此对心电图显著异常的个体，即使没有症状，定期的评估也很重要。

综上所述，超声心动图在运动员的心脏评估中具有重要作用。在对检查结果进行解读时，应充分考虑到个体的病史特征和运动情况，并且牢记运动员心脏和病理性的心肌病具有不同的表现。额外使用应变成像技术和运动负荷可能有助于诊断和鉴别，应注意对这一人群的整体评估。在受条件限制不能开展运动负荷超声心动图的中心，可以在运动负荷试验的基础上同步观察动态心排变化趋势，这对于静息情况下和运动情况下的心功能评估具有独特的优势（详见第 11 章）。

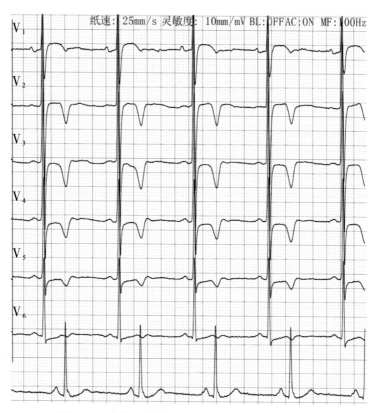

▲ 图 10-1　患者 3 年前心电图检查提示显著的 ST-T 改变

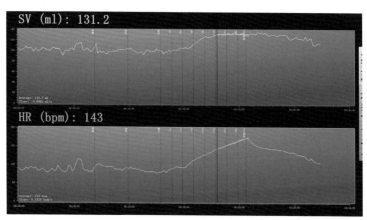

▲ 图 10-2　患者 3 年后常规复查，行运动心肺 - 动态心排三合一心脏评估，无创动态心排提示运动中 SV 递增不良（静息时 SV: 102.9ml，运动中 SVmax: 131.2ml，增幅 27.5%）

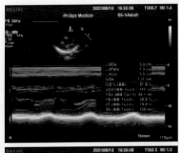
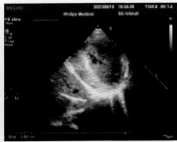
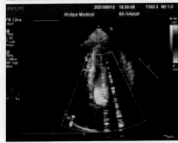
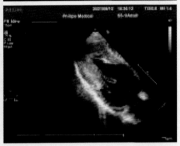

超声描述：

- 主动脉窦部 31mm，升主动脉 31mm，左心房 42mm，右心室 25mm，室间隔 13mm，左心室（舒张末）55mm，左心室（收缩末）33mm，左心室后壁 10mm，右心房 47mm×39mm，肺动脉 24mm
- 左心室收缩功能（Teich 法）：EF 70%，SV 103ml
- 二尖瓣口舒张期血流：E=76cm/s，A=49cm/s，E/A=1.55
- 组织多普勒检查：二尖瓣环（室间隔）：E'=8cm/s，E/E'=9.50；二尖瓣环（侧壁）：E'=8cm/s，E/E'=9.50，平均 E/E'=9.50
- 主动脉窦部内径正常，升主动脉内径正常。主动脉瓣开放正常，CDFI 探查未见收缩期湍流，舒张期无反流。左心房内径增大，腔内未见血栓回声。二尖瓣开放正常，CDFI 探查未见舒张期加速的彩流，收缩期无反流。左心室内径正常，左室壁普遍性增厚，以心尖增厚明显，前壁心尖段厚 20.6mm，侧壁心尖段厚 26.8mm，室间隔心尖段 23.4mm，下壁心尖段 17.8mm，右心室前壁回声增强，室壁运动正常。房室水平 CDFI 未见明确分流。右心房内径正常。三尖瓣开放正常，CDFI 可探及收缩期轻微反流。右心室内径正常，主肺动脉内径正常，肺动脉瓣 CDFI 可探及舒张期轻微反流，右室前壁前可探及少量液性暗区，收缩末 7mm

超声提示：

- 符合肥厚非梗阻性心肌病（心尖肥厚为主）
- 左心房增大
- 彩色多普勒未见明显异常
- 心包积液（微量）
- 左心室收缩及舒张功能正常

▲ 图 10-3　患者 3 年后复查 UCG 提示心尖肥厚为主的非梗阻性心肌病

影像所见：

与 2018–01–02 对比：

- 横断位、矢状位、冠状位 HASTE 示心脏、大血管结构完整、连续、未见明确异常结构改变
- 四腔心平扫 $T_2WI$ 图像示心肌未见异常信号
- 电影成像示左心室基底部前间隔 – 前壁、中部 – 心尖部各壁心肌不均匀增厚，累及右心室心尖，以左心室中部 – 心尖部心肌为著，最厚处约 25mm，肥厚心肌增厚率减低；左心室收缩期流出道内径约为 24mm，二尖瓣前叶未见 SAM 征。二尖瓣、三尖瓣、主动脉瓣开放、关闭可。四腔心收缩末示右心房：57mm×50mm，左心房：67mm×66mm，右室基底部舒张末期内径约 51mm，长轴约 82mm；三腔心收缩末左心房前后径约 33mm；短轴位左心室基底部舒张末期内径约 59mm，短轴位基底部舒张末期室间隔最厚处 14mm，相应层面左室侧壁厚约 11mm。升主动脉、降主动脉管腔未见狭窄或扩张；主动脉窦部约 36mm
  注射对比剂后首过灌注未见异常。延迟增强示肥厚心肌肌壁间、心内膜下见散在多发斑片状延迟强化灶
- 左心室舒张末期容积为 90.92ml，收缩末期容积为 29.07ml，左心室 EF 值为 68.03%；左心室心肌质量为 242.51g，心排血量为 3.71L/min，每搏量为 61.85ml
- 心包内可见少量液体信号影

影像诊断：

与 2018–01–02 对比：

- 中部 – 心尖部心肌较前明显增厚，目前符合肥厚型非梗阻性心肌病，具体范围如上所述，肥厚心肌肌壁间、心内膜下多发心肌纤维化
- 左心室基底部较前增宽，考虑继发性改变
- 左心室收缩功能正常
- 心包积液（少量）

▲ 图 10–4　患者 3 年后复查 CMR 提示符合肥厚型非梗阻性心肌病（中部 – 心尖部心肌较前明显增厚）

# 参考文献

[1] Axel Pressler, Josef Niebauer. Textbook of Sports and Exercise Cardiology[M]. Cham: Springer Nature Switzerland AG, 2020.

[2] Mathew G. Wilson, Jonathan A. Drezner, Sanjay Sharma. IOC Manual of Sports Cardiology[M]. Hoboken: John Wiley & Sons, Ltd, 2017.

[3] Antonio P, Hein H, Domenico C, et al. The ESC Textbook of Sports Cardiology[M]. New York: Oxford University Press, 2018.

[4] Utomi V, Oxborough D, Ashley E, et al. Predominance of normal left ventricular geometry in the male athlete's heart[J]. Heart, 2014, 100(16): 1264–1271.

[5] Finocchiaro G, Dhutia H, D'Silva A, et al. Effect of sex and sporting discipline on LV adaptation to exercise[J]. JACC Cardiovasc Imaging, 2017, 10(9): 965–972.

[6] Utomi V, Oxborough D, Whyte GP, et al. Systematic review and meta-analysis of training mode, imaging modality and body size inluences on the morphology and function of the male athlete's heart[J]. Heart, 2013,99(23): 1727–1733.

[7] Gati S, Chandra N, Bennett RL, et al. Increased left ventricular trabeculation in highly trained athletes: do we need more stringent criteria for the diagnosis of left ventricular non-compaction in athletes[J]? Heart, 2013, 99(6): 401–408.

[8] Abergel E, Chatellier G, Hagege AA, et al. Serial left ventricular adaptations in world-class professional cyclists: implications for disease screening and follow-up[J]. J Am Coll Cardiol, 2004, 44(1): 144–149.

[9] Brown B, Somauroo J, Green DJ, et al. The complex phenotype of the Athlete's heart: implications for preparticipation screening[J]. Exerc Sport Sci Rev, 2017, 45(2): 96–104.

[10] D'Ascenzi F, Cameli M, Zacà V, et al. Supernormal diastolic function and role of left atrial myocardial deformation analysis by 2D speckle tracking echocardiography in elite soccer players[J]. Echocardiography, 2011, 28(3): 320–326.

[11] Kovacs A, Apor A, Nagy A, et al. Left ventricular untwisting in athlete's heart: key role in early diastolic filling[J]? Int J Sports Med, 2014, 35(3): 259–264.

[12] Lang RM, Badano LP, Mor-Avi V, et al. Recommendations for cardiac chamber quantification by echocardiography in adults: an update from the American Society of Echocardiography and the European Association of Cardiovascular Imaging[J]. J Am Soc Echocardiogr, 2015, 28(1): 1–39.e14.

[13] La Gerche A, Heidbüchel H, Burns AT, et al. Disproportionate exercise load and remodeling of the athlete's right ventricle[J]. Med Sci Sports Exerc, 2011, 43(6): 974–981.

[14] D'Andrea A, Riegler L, Golia E, et al. Range of right heart measurements in top-level athletes: the training impact[J]. Int J Cardiol, 2013, 164(1): 48–57.

[15] Romero J, Mejia-Lopez E, Manrique C, et al. Arrhythmogenic right ventricular cardiomyopathy (ARVC/D): a systematic literature review[J]. Clin Med Insights Cardiol, 2013, 7: 97–114.

[16] Marcus FI, McKenna WJ, Sherrill D, et al. Diagnosis of arrhythmogenic right ventricular cardiomyopathy/dysplasia: proposed modification of the task force criteria[J]. Circulation, 2010, 121(13): 1533–1541.

[17] Rudski LG, Lai WW, Afilalo J, et al. Guidelines for the echocardiographic assessment of the right heart in adults: a report from the American Society of Echocardiography endorsed by the European Association of Echocardiography, a registered branch of the European Society of Cardiology, and the Canadian Society of Echocardiography[J]. J Am Soc Echocardiogr, 2010, 23(7): 685–713.

[18] Pellicia A, Maron B, Di Paolo F, et al. Prevelance and clinical significance of left atrial

remodelling in competitive athletes[J]. J Am Coll Cardiol, 2005, 46(4): 690–696.

[19] McClean G, George K, Lord R, et al. Chronic adaptation of atrial structure and function in elite male athletes[J]. Eur Heart J Cardiovasc Imaging, 2014, 16(4): 417–422.

[20] Baggish AL, Yared K, Wang F, et al. The impact of endurance exercise training on left ventricular systolic mechanics[J]. Am J Physiol Heart Circ Physiol, 2008, 295(3): H1109–H1116.

[21] Richand V, Lafitte S, Reant P, et al. An ultrasound speckle tracking (two-dimensional strain) analysis of myocardial deformation in professional soccer players compared with healthy subjects and hypertrophic cardiomyopathy[J]. Am J Cardiol, 2007, 100(1): 128–132.

[22] Afonso L, Kondur A, Simegn M, et al. Two-dimensional strain profiles in patients with physiological and pathological hypertrophy and preserved left ventricular systolic function: a comparative analyses[J]. BMJ Open, 2012, 2(4): 1–8.

[23] Kansal MM, Lester SJ, Surapaneni P, et al. Usefulness of two-dimensional and speckle tracking echocardiography in "gray zone" left ventricular hypertrophy to differentiate professional football player's heart from hypertrophic cardiomyopathy[J]. Am J Cardiol, 2011, 108(9): 1322–1326.

[24] Forsha D, Risum N, Kropf PA, et al. Right ventricular mechanics using a novel comprehensive three-view echocardiographic strain analysis in a normal population[J]. J Am Soc Echocardiogr, 2014, 27(4): 413–422.

[25] Meris A, Faletra F, Conca C, et al. Timing and magnitude of regional right ventricular function: a speckle tracking-derived strain study of normal subjects and patients with right ventricular dysfunction[J]. J Am Soc Echocardiogr, 2010, 23(8): 823–831.

[26] Teske AJ, Cox MG, De Boeck BW, et al. Echocardiographic tissue deformation imaging quantifies abnormal regional right ventricular function in arrhythmogenic right ventricular dysplasia/cardiomyopathy[J]. J Am Soc Echocardiogr, 2009, 22(8): 920–927.

[27] Schiros CG, Ahmed MI, Sanagala T, et al. Importance of three-dimensional geometric analysis in the assessment of the athlete's heart[J]. Am J Cardiol, 2013, 111(7): 1067–1072.

[28] La Gerche A, Burns AT, D'Hooge J, et al. Exercise strain rate imaging demonstrates normal right ventricular contractile reserve and clarifies ambiguous resting measures in endurance athletes[J]. J Am Soc Echocardiogr, 2012, 25(3): 253–262.e1.

[29] Leren IS, Saberniak J, Haland TF, et al. Combination of ECG and echocardiography for identification of arrhythmic events in early ARVC[J]. JACC Cardiovascular imaging, 2017, 10(5): 503–513 .

[30] Fieno DS, Kim RJ, Chen EL, et al. Contrastenhanced magnetic resonance imaging of myocardium at risk: distinction between reversible and irreversible injury throughout infarct healing[J]. J Am Coll Cardiol, 2000,36(6):1985–1991.

# 第 11 章　运动的心血管筛查：结合血流动力学的运动负荷试验

**学习目标**

1. 了解运动员进行运动试验的目的、适应证和禁忌证。

2. 能够解释运动员运动测试中的常见结果。

3. 了解运动测试在运动员参与前筛查、临床评估和表现评估中的作用。

4. 掌握运动负荷测试期间的 ECG 结果和血流动力学结果的解读。

在心绞痛发作期间心电图可以出现 ST 段压低的经验证据，以及随后证实运动在缺血性心脏病患者中可以诱发心绞痛症状和（或）ST 段压低后，运动心电图开始被引入临床实践。目前，运动负荷试验［包括平板运动试验、踏车运动试验、运动心肺试验（CPET），以及结合血流动力学的运动心电 – 动态心排的二合一检测、运动心肺 – 动态心排的三合一检测］得到了广泛的应用，并且逐步发展，其用途已不再局限于心肌缺血的诊断。

针对运动员群体，运动负荷试验主要用于评估训练期间或训练暂停后（如由于疾病）的耐力和进展，或评估康复期间或之后的耐力水平。当然，运动负荷试验也用于运动员已知或疑似疾病的临床检查[1-3]。针对本书中广泛的运动员定义，运动负荷试验更主要的用途是评估健康状况和运动风险、评估运动相关的症状以排除心血管疾病，以及制订运动训练计划（或运动处方）。

## 一、运动负荷试验的目的

无症状成年人的运动负荷试验异常与心血管事件、总死亡率和 SCD 有关。在一项超过 3 万人的意大利竞技体育参与前筛查（平均年龄 31 岁，范围 5—92 岁）中 [4]，通过运动负荷试验评估，发现 4.9% 的异常情况，并导致 0.6% 的运动参与者筛查不合格（涵盖了高水平运动员和非运动员人群）。总体来说，在运动人群进行运动负荷试验主要有以下四个目的 [5]。

1. 评估基线健康状况（即身体的表现能力），尤其是体能或心肺耐力（CRF），并制订运动训练计划。此时，运动测试的主要目的不是为了诊断疾病，而是为了衡量表现，但需要注意的是，这种并非出于医疗目的的运动测试也可能出现异常的（或病理性）的结果，并需要进一步的评估。最大运动能力本身就是与未来心血管事件发生率和死亡率独立相关的临床预后指标。运动员的运动能力通常显著高于一般人群，因此，一般情况下不需要进行单独评估运动能力的运动测试。

2. 评估在一段时间内进行运动训练后的持续进展，即根据训练周期或课程之前、期间和之后的类型和强度，监控运动水平并指导训练。也就是定期重复运动测试，以客观衡量运动锻炼的效果——训练量和强度建议（F.I.T.T 原则）。同样，如果出现了异常的结果，也需要进一步的评估。

3. 评估影响运动表现的心肺状况、无症状个体在运动期间潜在的疾病和可能风险、易患运动性心律失常或 ECG 改变的潜在或隐匿状态。

4. 在已知心血管疾病的运动员中引发心律失常或评估运动的血流动力学反应，以确定参加竞技运动的安全性。此外，对于计划重返赛场的确诊心血管疾病运动员，运动测试可以在开始训练前了解心肺功能，并评估运动相关的症状，如呼吸困难、胸痛、心悸、头晕（晕厥）等。

后两个目的可以概括为：出于医疗目的的运动测试 / 健康检查。在特殊情况下，运动测试可包括在运动员的健康检查中，以排除或检测出先天性和（或）获得性亚临床疾病。

## 二、强制性要求和运动前筛选

运动员的参与前筛查（pre-participation screening，PPS）主要用于保护运动员的健康和安全参与体育活动[5-7]，可检测与运动中突发心脏事件风险较高相关的隐匿性心血管疾病，如心肌病［包括伴或不伴流出道梗阻的肥厚型心肌病、扩张型心肌病、致心律失常性（右心室）心肌病、心肌致密化不全］、先天性或遗传性疾病（包括马方综合征和其他动脉疾病、冠状动脉起源异常）、离子通道疾病（包括长／短QT 综合征、Brugada 综合征、儿茶酚胺敏感性多形性室性心动过速、WPW 和其他预激综合征）及各种心律失常（包括室上性心动过速、室性早搏、室性心动过速、心动过缓性心律失常）等。

在 PPS 之后，可以针对不同类型的运动提供训练建议。此外，在确诊疾病后，PPS 可以帮助医生做出让运动员重返赛场的决定。虽然常规的 PPS 中并不包括运动测试；但某些协会（如德国运动医学会、德国奥林匹克体育联合会）或筛查方案（如意大利筛查计划）建议在PPS 中增加运动测试。

根据欧洲心血管预防和康复协会（EAPCR）[8]（现为欧洲预防性心脏病学协会）的指导方针，建议糖尿病患者（男性＞40 岁，女性＞50 岁）和无症状受试者在进行剧烈运动前（男性＞45 岁，女性＞55岁）进行运动负荷测试；顶级精英运动员可能需要接受更详细的检查，包括运动负荷测试（推荐 CPET）和超声心动图。根据这个建议，目前国内大多数参加剧烈运动或赛事（如各种级别的马拉松赛事和越野赛）的选手，尤其是休闲运动参与者，均未接受包括运动负荷测试在内的运动前筛选。

## 三、测试方法

最常见的运动测试标准方法是功率踏车（主要应用于欧洲）和运动平板（主要应用于美国）。在跑步机上进行 CPET 时，通常会获得较高的峰值摄氧量（VO$_2$peak）。相比之下，功率踏车运动试验由于以下几个优点，目前使用更为普遍 [5, 9, 10]：①设备通常更便宜，需要的空间更少；②较少的心电图干扰，因此更容易解释，血压也更容易在运动期间测量；③不受体重的限制，且把手有助于安全性；④与跑步机测试相比，通常需要较少的经验/培训，因此程序更安全；⑤如果需要，在运动期间可以更容易地获取静脉血样本。

虽然功率踏车主要用于评估心肌缺血，但在运动员群体中，它更常用于心律失常的诊断。在运动过程中，交感神经张力的增加和副交感神经张力的下降都可能会引发心律失常。特别是室性心律失常具有重要的预后价值，对竞技体育资格的评价至关重要。对于心脏正常的运动者出现室性心律失常的意义仍存在重大分歧，虽然一些研究发现其与死亡率增加有关，但也另一些研究得出了完全相反的结论 [5-7]。多形性室性早搏仅在左心室功能不全的受试者中增加不良预后的风险，这也适用于运动测试期间记录到的 VPB。运动期间室性心律失常减少或消失通常被认为是"良性"的标准，但少数缺血性心脏病患者也可能出现这种表现。

保证检测数据准确性的实用方法技巧 [5, 11, 12] 包括适当的皮肤准备、准确放置心电图电极和可靠的心电图记录。运动前应测试血压袖带，并调整到适合上臂的周长。应给予受试者标准化的指导——积极测试，直到筋疲力尽。心电图和血压应至少在每个阶段结束时记录，或者每 1～2min 记录一次。每次测试后，应进行至少 3～5min 的恢复阶段，以评估生命体征，记录心率恢复和该阶段的心电图变化。

## 四、运动测试终止的指征

运动员的运动能力和心肺耐力优于普通人群，因此在终止测试的指征方面有所不同 [5-7]，生理情况下，运动员测试者出现最大疲劳感（力竭状态）即可终止 [10, 13]。病理情况下，受试者出现以下情况，则考虑终止测试 [5]：①出现症状（相对指征，因有时进行运动试验的目的就是为了诱发特定症状）；②心电图出现缺血性改变和（或）渐近性严重心律失常；③血流动力学变化：如血压进行性下降或过度升高，收缩压下降超过 20mmHg 或过度升高＞（240～260）/115mmHg（表 11-1）。

表 11-1　运动试验终止标准

| 运动试验终止标准 |
| --- |
| **主观症状** |
| • 头晕 |
| • 逐渐加重的神经系统症状（如共济失调） |
| • 进行性胸痛 |
| • 呼吸急促 |
| **客观表现** |
| • 心电图改变 |
|   – 渐进性严重心律失常 |
|   – 成对、（非）持续性室性心动过速、频发室上性早搏、房性心动过速、心房扑动、心房颤动 |
|   – 渐进性心脏传导阻滞 |
|   – QRS 波群增宽 |
|   – 出现左束支传导阻滞 |
|   – 渐进性复极异常 |
|   – ST 段压低：水平型压低＞0.2mV |
|   – ST 抬高（进行性 ST 段抬高＞0.1mV，强制终止试验） |
| • 血流动力学改变 |
|   – 血压进行性下降 |
|   – 血压上升不足（每增加一个 MET 血压升高＜10mmHg） |
|   – 血压过度升高 [ 低运动负荷时的异常高值，如 100W 时血压＞200mmHg；或最大耐力运动时过度升高，如血压＞（240～260）/115mmHg ] |

注：目前的一些指南和标准建议不再区分相对和绝对禁忌证（见上文）或试验终止标准，而是提及渐进性变化

表 11-2 解释了如何确定生理情况下的最大疲劳感 [5, 12]：仅当达到 2 个或 2 个以上指标时，才假定达到了峰值性能。若仅达到 1 个指标时，

不应终止运动测试；应鼓励测试者继续坚持，直到个人筋疲力尽。当然，如果出现了病理性变化，则应立即终止运动测试。

表 11-2 生理情况下的峰值负荷和疲劳标准（成人最低值）

| 参 数 | 标 准 |
|---|---|
| 心率 | • 自行车：>208 - 0.7 × 年龄（岁）<br>• 跑步机：>209.3 - 0.72 × 年龄（岁） |
| 主观用力程度 | >17（Borg 标准 6~20） |
| 血气分析 | • 酸碱度：<7.25<br>• 碱剩余：<9mmol/L（健康受试者）；<5mmol/L（患者） |
| 乳酸 | >9mmol/L（健康受试者）；>5mmol/L（患者） |
| CPET | • $VO_2peak$：>35ml/（min·kg）（男性）；>30ml/（min·kg）（女性）<br>• RER（呼吸交换比）：>1.10（患者）；1.15（健康受试者）<br>• $VECO_2$（二氧化碳的通气当量）>35 |

## 五、运动员运动负荷试验中的注意事项

### （一）血氧饱和度下降

普通人群进行运动评估，若运动期间血氧饱和度下降超过 5%，则应怀疑是肺部疾病导致的运动性低氧血症。然而，在训练有素的运动员中，即使没有相关的病理情况，也可能发生 5%~10% 的变化[5]。

### （二）在运动过程中及恢复阶段应着重考虑的因素[5, 12]

应根据特定的情况选择针对性的方案，如检查的主要目的是为了诱发心绞痛、呼吸急促、心悸、晕厥等症状；或者是为了评估最大的运动能力；应注意观察心电图是否出现 ST 段压低、心律失常和旁道的可能性；是否存在心脏变时功能不全（例如，运动结束后 1min 内恢复心率 >12 次 / 分；达到年龄预测最大心率的 80%）；是否存在血压的异常反应等。

一般来说，运动测试应在 12～15min 内完成，以避免早期肌肉疲劳。像 Bruce 方案这样"一刀切"的运动测试方案是不可取的。在 Bruce 方案中，使用公式而不是直接测量耗氧量会导致训练不足的运动员高估最大摄氧量，而训练良好的运动员低估最大摄氧量 [14]。强度持续上升的 RAMP 方案（踏车方案）可作为一个较好的备选方案，因为它们每隔几秒就会产生几乎无法察觉的负荷增加，为更多的受试者提供了个性化运动测试的机会 [5, 15]。

无氧运动测试可能不太常见，且仅限于特殊实验室，但在特定的运动员群体（例如，持续用力 10～20s 的力量运动员）中非常重要。因为这项测试的费用和有创性（即抽血、肌肉活检）性质，通常这对于测试运动队或大型团体来说是不切实际的。但近年来，无氧运动测试已经有所发展，可以快速、轻松地确定运动员的无氧能力。Wingate 无氧测试 [16] 是最流行的实验室性能测试，用于评估无氧能量系统的功率，并根据个体维持峰值功率的能力提供疲劳指数。它要求受试者以"全力以赴"的速度踩下机械制动的功率踏车（也可以使用手臂测力计）30s[17]。该测试提供峰值功率、相对峰值功率、无氧疲劳和无氧能力的值。然后将这些结果与之前的测试进行比较，以评估特定无氧或力量训练方案的进展情况。

在设计运动专用测试方案时，需要考虑大量因素，如临床评估症状发生的时间和方式；是否有必要的可以重现该类型运动的测试设备；如果没有，是否可以使用现有的设备充分再现特定运动的代谢需求，或者是否必须将运动员转诊到另一个具有更合适设备的实验室（例如，在踏车测功过程中可能无法观察到跑步期间的症状）。如果在运动员身上进行运动测试是为了评估运动期间的症状，那么在运动测试时，应通过尽量模拟运动期间的确切情况，选择合适的可以采用的运动测试方案，力图再现这些症状 [5, 18]。

例如，足球运动员的运动测试方案为持续中等强度（最大心率的 50%～70%）运动 2～3min，再高强度运动（＞90%～95% 最大心率）30～60s，重复 10～25 次；篮球运动员为尽可能快地跳跃 3～5 次，然后中等强度（最大心率的 60%～70%）运动 1min，重复 10～15 次；铁人三项为游泳（如果可行）45min，骑车 45min，跑步 45min。

### （三）运动后恢复阶段的解释

在运动测试后的早期恢复阶段，可能会出现心律失常和循环衰竭等并发症，因此必须持续监测血压、心率和心电图。这一阶段的心率反应也可以提供进一步的诊断信息：心率在恢复期的第 1min 应至少下降 12 次 / 分，表明交感神经和副交感神经之间有良好的功能平衡。延迟的心率恢复可能表明由于负荷增加、高血压、缺乏训练或其他因素导致的神经体液功能紊乱。如果受试者的运动测试强度超过了身体的极限，则延迟的心率恢复和恢复期的较高心率可能是正常的。此外，为避免晕倒 / 虚脱，建议在恢复期不要立即停止运动，而应以小负荷持续恢复，直到心率<100 次 / 分且血压正常化时才停止监测 [5-7, 9]。

在患有动脉高血压的运动员中，最重要的是进行极量运动测试（即达到最大负荷），并密切监测血压，以评估其在运动过程中的趋势，以便参与运动。目前的指南认为，在运动过程中血压超过 240/115mmHg 和（或）恢复期 6min 内血压没有回复到基线水平都是异常情况 [5-7]。

### （四）心肺运动试验

CPET 包含受试者达到最大运动量的过程中实时测量心脏和呼吸功能，是诊断心脏和肺部疾病、找出气喘的原因及量化健康状况的实用工具 [19-21]。它特别适用于评估有运动性呼吸困难表现的运动员，如疑似肺部疾病（运动性哮喘）。一次 CPET 测试可以得到许多数据和图表，最关键的 5 个参数是吸入和呼出的空气量（每分通气量，VE）、机体消耗的氧气量（摄氧量，$VO_2$）、产生的二氧化碳量（$VCO_2$）、心率（HR）和血氧饱和度（$SpO_2$）。根据这 5 个指标又可衍生出呼吸交换率（RER）、氧脉搏（$O_2$ pulse）和通气当量，以及无氧阈（AT）和呼吸补偿点（RCP）。此外持续的心电记录有助于观察心肌缺血、心律失常等异常情况。

最大运动时的 $VO_2$（$VO_2\,max$）被认为是有氧能力和心肺功能的最佳指标，它被定义为尽管运动负荷在逐渐增加，但测得的 $VO_2$ 没有进一步增加。它是心力衰竭患者的一项重要预后指标，可为心脏移植的正确时机提供参考。此外，在呼吸困难或功能受限的情况下，它可能有助于区分心源性原因和肺源性原因。它在运动员心脏和肥厚型心肌病的鉴别诊断中也有作用：健康运动员的 $VO_2\,max$〔通常＞50ml/（kg·min）〕明显高于肥厚型心肌病运动员。

（五）氧脉搏、每搏输出量与无创心排血量测定（无创心排）

CPET 中有一个非常重要的指标——氧脉搏，它是指每次心跳从肺部摄取到血液中的氧气量。如果有更多的血液流过肺部，那么会吸收更多的氧气。心排血量是心率和每搏量的乘积，因此 $VO_2$ 与心排血量的关系如下。

$$心排血量 = 每搏量 \times HR \approx VO_2$$

通过换算，得出氧脉搏，公式如下。

$$氧脉搏 = VO_2 / HR \approx 每搏量$$

临床实践中，影响氧脉搏的因素很多，实际临床中它并不能等同于每搏量[22-25]。比如在 CPET 期间出现动脉血氧饱和度降低（换句话说，进入肺部的混合静脉血的氧含量与离开肺部的不饱和动脉血的氧含量之间的差异较小），如肺部疾病或卵圆孔未闭，则肺部血液摄取的氧气量会降低。即氧脉搏将很低，但并不是因为 SV 降低。

HD-ICG 技术（无创心排）迅猛发展，它利用心动周期中胸部电阻抗的变化，测定和计算包括左心室排血功能、心肌收缩功能、前负荷和后负荷等多种参数。此外，心肌的供血与需求的不平衡可因冠状动脉供血减少或心脏对氧的需求增加所致。心脏血液供需不平衡的结果将导致心肌缺血，缺血持续一定时间，将先后出现舒张、收缩功能异常、血流动力学异常、缺血性心电图改变及缺血的临床症状（胸痛或心绞痛）。从缺血发生到可以识别缺血发作的时间，称为缺血裂隙。显然，缺血性心电图及缺血的临床症状最易识别，但血流动力学的改变更早，可以帮助我们早期识别[9]。

因此，无创心排除了重症及围术期患者以外，它的可持续动态监测性能确保我们可以在传统的运动负荷试验的基础上，同步观察血流动力学各项指标。常用的临床检测包括6min步行试验、运动心电－动态心排评估（二合一心脏评估）、运动心肺－动态心排评估（三合一心脏评估），有助于更早地发现潜在的心肌缺血、心功能不全，以及心脏的"疲劳"或不耐受，精准地监测受试者在运动过程的风险并制订运动处方。

### （六）对运动员进行运动测试时的挑战

在运动员的运动测试中，有如下几个问题值得特别关注，因为它们代表了潜在的诊断难题[5-7]：①关于冠心病和心肌缺血的假阴性（运动试验的敏感性和特异性有限）；②年轻运动员运动性胸痛和晕厥的鉴别诊断；③不断诱发窦性心动过速的旁道（是否消融）；④T波的假性正常化：仰卧位和（或）直立位休息时出现的倒置T波，在运动期间转为直立，在恢复期再次转为倒置［目前还不清楚是否代表正常或病理变化（如缺血性或肥厚型心肌病），但在运动员群体中发生率较高，在没有进一步临床迹象的情况下，应谨慎解释］；⑤血压对运动的快速反应、血压逐渐增高并在尽力运动时达到峰值（究竟是正常反应还是需要医疗干预）；⑥ CPET：在峰值运动量时氧饱和度降低，以及没有剩余呼吸储备（是肺功能限制运动水平还是高水平耐力运动员）。未来我们还需要大量的数据和研究来解释以上种种难点。

## 六、运动处方的基本原则

运动处方是根据受试者的特殊情况和需求设计的个性化运动计划，

类似于药物处方。每个运动处方有四个基本组成部分（F.I.T.T）：频率、强度、时间（持续时间）和运动类型。此外，训练总量的进度也是运动方案的另一部分。为了实现心血管获益，目前国际上建议使用这些 F.I.T.T. 原则来制订运动处方：建议每周进行 3～5 次，强度为最大心率的 65%～85%，每次持续时间为 20～60min。使用 F.I.T.T. 原则是给大多数人开立运动处方的简单方法。而通过运动测试，可以根据当前的健身水平和期望的健身目标提供更个性化的运动处方。目前，有如下几种方法可以计算目标 HR 来指导运动强度。

**1. 最大心率（HRmax）百分比**

①目标心率（HR）=HRmax× 强度 %；②不足之处在于未考虑静息心率和运动期间的心率变化范围。

**2. 心率储备（HRR）**

①靶心率 =（HRmax–HRrest）× 强度 %+ 静息心率；②更准确地估计能量消耗；③考虑了运动期间的心率变化范围；④当用于较低强度时，基于目标心率计算的 HRmax 和 HRR 之间的差异可能导致较大差异；然而，在接近最大强度时，两者差异则不那么明显。

**3. 直接测定**

①主要用于专业运动员；②用 $VO_2peak$ 或通气（或乳酸）阈值 % 来设定训练区域；③每个区域都有自己的益处和特定训练目的，运动员或教练可以据此来实现特定的锻炼效果。

## 七、运动负荷测试在有心血管疾病的运动员中的作用

### （一）肥厚型心肌病（HCM）

1. CPET 有助于区分运动员心脏和 HCM；运动员的 $VO_2peak$ 通常＞50ml/（kg·min）或＞120% 的预测值（但在临界情况下可能会产生误导）[26]。

2. 运动平板或踏车试验同样有助于区分两者：运动员在运动过程

中通常不会出现显著的心律失常，且具有正常的血压反应[5]。

（二）致心律失常性右室心肌病（ARVC）[27, 28]

1. 运动平板或踏车试验被认为对 ARVC 是安全的，通常不会引起持续性室性心动过速（VT）。

2. 运动测试在区分 ARVC 相关性 VT 和特发性 VT 中的作用有限。

3. 频发的 LBBB 形态的右心室来源的室性早搏有利于 ARVC 的诊断。

4. ARVC 运动能力下降预示着未来发展为症状性心力衰竭的不良预后。

5. 运动测试可能有助于指导治疗决策、运动处方，并优先对无症状 ARVC 基因携带者进行医学监测。

（三）长 QT 综合征（LQTS）

1. 有时，LQTS 患者在休息状态下的 QT 间期处于临界范围，而运动会显著延长 QT 间期。因此，运动试验可纳入疑似 LQTS 患者的临床评估。如 Schwartz 评分用来预测 LQTS 的发生概率[29]，其中部分评分标准来自于运动负荷测试（表 11-3）。

2. 风险分类：≤1 分为低概率，1.5～3 分为临界型，≥3.5 分为高概率。

（四）儿茶酚胺敏感性多形性室性心动过速（CPVT）

运动负荷试验是 CPVT 的主要诊断工具，典型的发现是运动过程中频率和复杂性增加的室性心律失常［通常表现为多形性或双向性的室性早搏和（或）室性心动过速］；静息心电图通常正常。

（五）心动过缓[5-7]

对于有房室传导阻滞的运动员，运动测试可能有助于区分是希氏束以上起源的良性情况还是希氏束以下起源的病理性情况。

表 11-3　**Schwartz 评分计算长 QT 综合征概率** [#]

| 评分标准 | | | 得　分 |
|---|---|---|---|
| 心电图 [*] | QTc [**] | ≥480ms | 3 |
| | | 460～479ms | 2 |
| | | 450～459ms（男性） | 1 |
| | | 运动试验恢复期第 4min 内 ≥480ms [§] | 1 |
| | 尖端扭转型室性心动过速（Tdp）[***] | | 2 |
| | T 波电交替 | | 1 |
| | 三个导联中出现 T 波切迹 | | 1 |
| | 心率低于同年龄段预计心率值的 2 个百分点 | | 0.5 |
| 临床病史 | 晕厥 [****§] | 与体力活动或精神压力有关 [§] | 2 |
| | | 与体力活动或精神压力无关 | 1 |
| | 先天性聋 | | 0.5 |
| 家族史 [#] | 家族中具有确定 LQTS 患者 | | 1 |
| | 直系亲属中年龄＜30 岁的不明原因心脏性猝死 | | 0.5 |
| 总得分 | | | X |

§. 表示运动试验期间的发现；*. 排除药物或其他疾病对心电图指标的影响；**. QTc 由 Bazett 公式计算，其中 $QTc=QT/\sqrt{R\text{-}R}$；***. 若 Tdp 与晕厥同时存在，评分只选两者之一；#. 若某一家族成员同时具备 LQTS 和不明原因心脏性猝死，则两者选一

　　希氏束以上起源的心动过缓通常为窄的 QRS 波群，电轴正常，表现为一度 AVB 和二度 I 型 AVB，运动时传导增强，通常不需要治疗（生理性）。

　　而希氏束以下起源的心动过缓通常为宽的 QRS 波群，电轴异常，表现为二度 II 型 AVB 和三度 AVB，运动时传导不变或增强，多为病理性的，需要临床治疗（如需要植入起搏器）。

## （六）运动后晕厥[5]

运动负荷试验中，在最大运动量后停止运动，立即出现突然和急剧的血压下降，并伴有症状。此种情况在踏车运动时更为常见，多为"重力性休克"表现，因此在运动终止后不建议立即停止负荷，而应该低负荷恢复。部分原因还在于年轻运动员迷走神经张力增高，从而增加了运动后副交感神经的释放。通常预后良好，主要为针对液体管理的对症治疗、紧身衣等。要警惕 Brugada 综合征，因为 10% 的 SCD 发生在运动后。

## （七）Brugada 综合征

运动负荷试验恢复阶段的 ST 段抬高可预测心脏事件。有一项研究[30]观察了 93 名 Brugada 综合征患者［其中 22 名记录有心室颤动（VF），35 名有晕厥病史，36 名无症状者，102 名健康对照］，结果显示 37% 的 Brugada 综合征患者在恢复后 1～4min 出现 ST 段抬高（$V_1$～$V_3$ 导联 ≥0.05mV），而对照组出现的比例是 0%。在平均为 76 个月的随访期间，44% 的 ST 段抬高患者和 17% 的无 ST 段抬高患者出现了 VF（$P$=0.004）。

## （八）室性早搏

运动试验期间室性早搏出现的频率和复杂性增加表明发生心脏病的可能性更高。

## （九）WPW 综合征[5]

在运动过程中，旁路可能表现出低风险特征或高风险特征，与传导有关，因此可能导致潜在的危险性心律失常。如果 δ 波仅表现为间歇性出现或运动过程中突然持续消失，则旁道通常为低风险性。然而，在运动员群体中，大多数 WPW 综合征受试者仍建议进行电生理学检查，旁道的前传不应期>270ms 提示应进行射频消融治疗。

### （十）冠状动脉异常

大多数死亡发生在运动期间，在年龄小于 30 岁的受试者中，部分会在运动期间出现症状（心绞痛、晕厥、呼吸困难、心悸）。

运动负荷试验作为可疑症状性冠状动脉异常［典型症状激发、缺血（ST 段压低）或进行性运动期间血压下降］诊断检查的组成部分。

### （十一）缺血性心脏病 [5, 31-33]

运动试验不是排除冠心病的首选诊断方法，因为在试验前概率较低的受试者中检测或排除相关狭窄的敏感性和特异性较低。

根据 Duke 临床评分，运动试验应在中等概率的个体中进行，而不是在低和高的试验前概率的个体中进行以排除心肌缺血。

在一项对 113 名 60 岁以上男性受试者（79 名接受过训练 vs. 34 名久坐不动）的研究中，对其中 88 名（62 名 vs. 26 名）进行了为期 4 年的临床随访 [34]。在第一次评估中，1 名运动员在运动高峰期检测到了明显的 ST 段压低；在随访期间，又发现了 1 例先前为"阴性"的运动员发生了 ST 段压低。两者均无症状，SPECT 和（或）负荷超声心动图检查均显示没有心肌缺血。在研究期间，运动员没有出现任何症状。只有 1 名运动员在随访期间死于冠状动脉疾病：他在运动试验和动态心电图监测中均出现多形性室性心动过速，但没有明显的 ST 段压低。因此，对于无相关症状和（或）复杂室性心律失常、运动负荷测试仅表现为对于运动诱发的 ST 段压低的运动员，不应诊断为冠心病，并可以被允许继续运动训练。

## 八、临床病例介绍

一位 53 岁的耐力运动员（每天 7～10km，持续 10 年以上）主诉典型的劳力性胸痛，在恢复过程中消失。无其他相关病史，静息心电图显示运动员心脏的特征，但无 ST 段异常。他没有已知的心血管危险因素，家族史（－）。这名运动员是否可以进行运动测试以排除冠状动脉疾病？

该运动员有典型的心绞痛症状，但风险较低，可进行运动试验。如果 ST 段压低，则可能需要进一步检查，如冠状动脉造影。但如果运动试验没有显示任何缺血迹象，也并不能排除相关的冠状动脉疾病。因此，不建议通过运动试验来排除冠心病，冠状动脉 CTA 或造影是排除严重冠状动脉疾病的最佳选择。但运动负荷测试并非一无是处，它可以补充该运动员的临床表现，并可能在其后续的运动管理中提供额外的临床相关信息。

综上所述，运动员的运动测试可以用于评估基线健康状况并制订运动（训练）计划；评估在一段时间内进行运动训练后的持续进展；诊断影响运动表现的心肺状况；以及在已知心血管状况的运动员中诱发心律失常或评估对运动的血流动力学反应，以确定参加竞技运动是否安全。运动测试虽然不是常规 PPS 的一部分，但它可以补充有病理变化和（或）症状的运动员的临床检查信息。虽然功率踏车主要用于评估心肌缺血，但在运动员群体中，它通常用于诊断心律失常。需要强调的是，运动诱发的室性心律失常即使不是持续性的，也应予以谨慎对待，并进行适当的评估，以排除严重的心脏隐患。

# 参考文献

[1] Laukkanen JA, Makikallio TH, Rauramaa R, et al. Cardiorespiratory itness is related to the risk of sudden cardiac death: a population-based follow-up study[J]. J Am Coll Cardiol, 2010, 56(18): 1476–1483.

[2] Mora S, Redberg RF, Cui Y, et al. Ability of exercise testing to predict cardiovascular and all-cause death in asymptomatic women: a 20-year follow-up of the lipid research clinics prevalence study[J]. JAMA, 2003, 290(12): 1600–1607.

[3] Myers J, Prakash M, Froelicher V,et al. Exercise capacity and mortality among men referred for exercise testing[J]. N Engl J Med, 2002, 346(11): 793–801.

[4] Soi F, Capalbo A, Pucci N, et al. Cardiovascular evaluation, including resting and exercise electrocardiography, before participation in competitive sports: cross sectional study[J].

BMJ, 2008, 337(7661): a346.

[5] Axel Pressler, Josef Niebauer. Textbook of Sports and Exercise Cardiology[M]. Cham: Springer Nature Switzerland AG, 2020.

[6] David J. Engel, Dermot M. Phelan. Sports Cardiology:Care of the Athletic Heart from the Clinic to the Sidelines[M]. Cham: Springer Nature Switzerland AG, 2021.

[7] Mathew G. Wilson, Jonathan A. Drezner and Sanjay Sharma. IOC Manual of Sports Cardiology[M]. Hoboken: John Wiley & Sons, Ltd, 2017.

[8] Borjesson M, Urhausen A, Kouidi E, et al. Cardiovascular evaluation of middle-aged/ senior individuals engaged in leisuretime sport activities: position stand from the sections of exercise physiology and sports cardiology of the European association of cardiovascular prevention and rehabilitation[J]. Eur J Cardiovasc Prev Rehabil, 2011, 18(3):446–458.

[9] 黄慧玲，惠海鹏，王星，等 . 无创血流动力学实践手册 [M]. 北京：清华大学出版社，2022.

[10] Niebauer J. Call for truly maximal ergometries during clinical routine[J]. Eur J Prev Cardiol, 2019, 26(7): 728–730.

[11] Fletcher GF, Ades PA, Kligield P, et al. Exercise standards for testing and training: a scientiic statement from the American heart association[J]. Circulation, 2013, 128(8): 873–934.

[12] Lollgen H, Leyk D. Exercise testing in sports medicine[J]. Dtsch Arztebl Int, 2018, 115(24): 409–416.

[13] Sirico F, Fernando F, Di Paolo F, et al. Exercise stress test in apparently healthy individuals—where to place the inish line? The Ferrari corporate wellness programme experience[J]. Eur J Prev Cardiol, 2019, 26(7): 731–738.

[14] Bruce RA, Kusumi F, Hosmer D. Maximal oxygen intake and nomographic assessment of functional aerobic impairment in cardiovascular disease[J]. Am Heart J, 1973, 85(4): 546–562.

[15] Myers J, Buchanan N, Walsh D, et al. Comparison of the ramp versus standard exercise protocols[J]. J Am Coll Cardiol, 1991, 17(6): 1334–1342.

[16] Vandewalle H, Peres G, Monod H. Standard anaerobic exercise tests[J]. Sports Med, 1987, 4(4): 268–289.

[17] Lockwood PA, Yoder JE, Deuster PA. Comparison and cross-validation of cycle ergometry estimates of $VO_2$max[J]. Med Sci Sports Exerc, 1997, 29(11): 1513–1520.

[18] Sarma S, Levine BD. Beyond the Bruce protocol: advanced exercise testing for thesports cardiologist[J]. Cardiol Clin, 2016, 34(4): 603–608.

[19] Abidov A, Rozanski A, Hachamovitch R, et al. Prognostic significance of dyspnea in patients referred for cardiac stress testing[J]. N Engl J Med, 2005,353(18): 1889–1898.

[20] Albouaini K, Egred M, Alahmar A,et al. Cardiopulmonary exercise testing and its application[J]. Heart, 2007, 93(10): 1285–1292.

[21] ERS Task Force, Palange P, Ward SA, et al. Recommendations on the use of exercise testing in clinical practice[J]. Eur Respir J, 2007, 29(1): 185–209.

[22] Oliveira RB, Myers J, Araujo CG, et al. Does peak oxygen pulse complement peak oxygen uptake in risk stratifying patients with heart failure[J]? Am J Cardiol, 2009, 104(4): 554–558.

[23] Edvardsen E, Hansen BH, Holme IM, et al. Reference values for cardiorespiratory response and fitness on the treadmill in a 20–85-year-old population[J]. Chest, 2013, 144(1): 241–248.

[24] Stringer WW, Hansen JE, Wasserman K. Cardiac output estimated non-invasively from oxygen uptake during exercise[J]. J Appl Physiol, 1997, 82(3): 908–912.

[25] Sun XG, Hansen JE, Oudiz RJ, et al. Exercise pathophysiology in patients with primary pulmonary hypertension[J]. Circulation, 2001,104(4): 429–435.

[26] Sharma S, Elliott P, Whyte G, et al. Utility of cardiopulmonary exercise in the assessment of clinical determinants of functional capacity in hypertrophic cardiomyopathy[J]. Am J Cardiol, 2000, 86(2):162–168.

[27] Myers J, Bellin D. Ramp exercise protocols for clinical and cardiopulmonaryexercise testing[J]. Sports Med, 2000, 30(1): 23–29.

[28] Perrin MJ, Angaran P, Laksman Z, et al. Exercise testing in asymptomatic gene carriers exposes a latent electrical substrate of arrhythmogenic right ventricular cardiomyopathy[J]. J Am Coll Cardiol, 2013, 62(19): 1772–1779.

[29] Schwartz PJ, Crotti L. QTc behavior during exercise and genetic testing for the long-QT syndrome[J]. Circulation, 2011, 124(20): 2181–2184.

[30] Makimoto H, Nakagawa E, Takaki H, et al.Augmented ST-segment elevation during recovery from exercise predicts cardiac events in patients with Brugada syndrome[J]. J Am Coll Cardiol, 2010, 56(19): 1576–1584.

[31] Diamond GA, Forrester JS. Analysis of probability as an aid in the clinical diagnosis of coronary-artery disease[J]. N Engl J Med, 1979, 300(24): 1350–1358.

[32] Pryor DB, Harrell FE Jr, Lee KL,et al. Estimating the likelihood of signiicant coronary artery disease[J]. Am J Med, 1983, 75(5): 771–780.

[33] Pigozzi F, Spataro A, Alabiso A, et al. Role of exercise stress test in master athletes[J]. Br J Sports Med, 2005, 39(8): 527–531.

# 第 12 章　耐力运动与心房颤动

**学习目标**

1. 了解耐力运动和心房颤动风险之间的流行病学数据。
2. 了解耐力运动增加心房颤动风险的病理生理学机制。
3. 熟悉耐力运动员心房颤动的诊断方法。
4. 能够为患有心房颤动的耐力运动员提供个性化的治疗方案。

心房颤动（AF）是最常见的持续性心律失常，也是导致运动员群体心血管发病率和死亡率的主要原因之一。许多证据表明，增加身体活动可以降低罹患 AF 的风险[1-3]。然而越来越多的证据表明，长期剧烈的重复性耐力运动已成为中年男性运动员 AF 发生的危险因素。因此，有学者提出终身累积的高强度耐力训练与男性 AF 之间的 U 形或 J 形关系[4, 5]。

这种关系背后的病理生理学提出了一个令人费解的问题，有多种假设机制，这些机制可能共同为 AF 的发生提供了必要的底物和触发因素。据推测，作为"运动员心脏"的一部分，长期耐力训练继发的适应性心房变化增加了特殊的考虑因素，因为它们与 AF 患者的心房变化形成了诊断不确定性的灰色地带[6]。不断发展的功能诊断方式可能会重塑这个诊断灰色地带并促进诊断检查。在管理 AF 之前需要记录到 AF 的发作，这对运动员来说可能具有挑战性，因为它通常会间歇性发生。新型可穿戴设备有望促进早期诊断和随访，但仍需确定其可靠性（准确性），尤其是在运动期间。

## 一、流行病学

在一般人群中，AF 的患病率约为 2%，是过去 10 年报道数据的 2 倍。随着年龄的变化，在 49 岁以下的人群中患病率为 0.12%～0.16%，在 60—70 岁的人群为 3.7%～4.2%，80 岁或以上的人群为 10%～17%[7]。到 2060 年，这些数字预计将再增加 1 倍，因此 AF 将成为最重要的公共卫生问题之一。

1969 年，Fleischmann 的病例报告[8] 记录了具有较高运动能力且没有心血管疾病迹象的健康个体发生的快速性心律失常。随后，一系列研究或观察发现，耐力运动员的 AF 发生率较高，对 60—70 岁的前职业自行车手的对照研究[9] 发现，AF 的患病率为 6%～10%，远高于对照组。一项 2009 年发表的包括 6 项病例对照研究的 Meta 分析结果显示，运动员的 AF 总体风险显著高于对照组（OR 为 5.3）[4]。一项包含 52 755 名越野滑雪赛事的队列研究表明，随着完成比赛的数量增加和完成比赛的速度加快，AF 的风险也会相应增加[10]。

以上各种数据表明在进行长期和剧烈耐力活动的人群中，AF 的患病率似乎更高。考虑到参加超耐力赛事的 35 岁以上的高手运动员（大师级运动员）人数不断增加，面临 AF 风险的运动员人数将会增加。

相对于低到中等运动量和强度对降低 AF 风险的公认保护作用，终身累积的高强度耐力训练与 AF 风险之间的 U 形关系，如图 12-1 所示[11]。从 30 岁开始每周 5h 的剧烈强度运动和超过 1500h 的累积运动锻炼，男性耐力运动员表现出 U 形曲线的上升。

值得注意的是，耐力运动与 AF 风险具有特定的性别关联，随着运动强度的增加和累积，女性发生 AF 的风险并没有随之增加[11]。此外，与久坐不动的生活方式的人相比，进行剧烈运动的女性患 AF 的风险降低了 28%。目前尚不清楚为什么剧烈的体育活动不会增加女性患 AF 的风险，可能解释这种性别差异的假设包括如下原因[12]：女性通常伴有较少的并发症、短时间的剧烈运动、运动时释放的性激素的影响、不太明显的心房结构重塑、较低的交感神经张力，以及较低的血压水平。

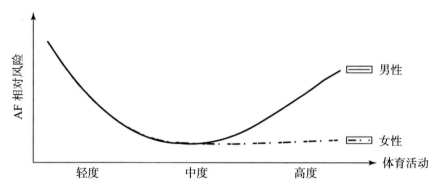

▲ 图 12-1 运动剂量与男性耐力运动员发生 AF 的相对风险呈 U 形关系，而女性发生 AF 的风险并没有随之增加（引自参考文献 [11]）

基于上述证据，目前的 AF 管理指南或建议应告知运动群体长期剧烈耐力运动参与可促进 AF 的发生。然而，虽然已知终身累积的高强度活动时间似乎是运动诱发 AF 的预测因素，但仍应考虑其他几个因素：①运动相关 AF 的总体风险很小；②耐力运动有许多健康益处并可降低总体死亡率；③运动训练与 AF 风险的剂量反应曲线显示出个体间的高度变异性，因此难以确定"安全"耐力训练的上限。

话虽如此，为了改善 AF 的风险分层和将要面对的个性化咨询，心脏病学专家还是有必要了解长期和剧烈的耐力运动导致 AF 风险增加的病理生理学机制。

## 二、病理生理学

有几种病理生理学机制可能共同作为影响耐力运动员 AF 发展的致病因素。

### （一）心房增大

在一般人群中，左心房（LA）大小增加与 AF 发病率之间存在明确的关系，其中动脉高血压是心房扩张和 AF 的最重要危险因素。耐力活动需要产生和维持足够高的心排血量，这就产生了容量挑战，触发了适应性反应，即所有的心腔都扩大[13]。因此，与久坐的对照组相比，耐力运动员的 LA 直径和通过体表面积评估的 LA 容积指数更大[14, 15]。

LA 大小与 AF 风险增加之间关系的机制假设如下[6]：①心房扩大与机械壁应力直接相关。心房尤其如此，因为与心室相比，它们的心肌壁更薄。②运动期间的隐性高血压或高血压可能会进一步加剧心房壁压力的增加。③心房质量增加，可能促进折返性电活动，从而导致 AF。④扩张心房的传导异质性。

然而，目前尚不清楚运动员的心房是否经历同样的病理生理变化。此外，影响局部壁应力的心房扩张几何形状在运动员和潜在心血管疾病患者之间是否不同亦未得知。值得注意的是，一些研究记录了身高和 AF 风险之间的联系[16]。尽管我们很容易假设 LA 扩张对耐力运动员和非运动员具有同样的预后影响，但没有证实性研究支持这一假设。到目前为止，我们只能肯定地说，运动员的 LA 比久坐的同龄人的要大。

### （二）血流动力学改变与炎症

长期剧烈运动后引起的心房炎症和纤维化被认为是另一个潜在的可能原因[6]。事实上，过度的耐力运动和过度训练可导致慢性全身炎症反应，炎症浸润与心房结构的改变、AF 和 C 反应蛋白之间存在直接关系。

运动过程中会出现一些血流动力学变化[17]：在剧烈运动训练中，循环血流量增加了 8 倍；舒张期减少到接近收缩期。因此，房室瓣关闭的时间约为心动周期的 50%。这种"潜在的阻塞"由于运动期间心房压力和收缩力的增加而减弱。在耐力运动中，由于压力负荷和容量负荷引起心肌的间歇性血流动力学拉伸，所有 4 个心腔都扩张。右心房和右心室可能具有最大的临床相关性，因为已经证明运动相关的过量的心律失常多起源于右心。

在此背景下，Stumpf C 等[18]研究了 25 名平均年龄为（24±4）岁的职业联盟足球运动员，并将他们与 20 名平均年龄为（26±3）岁的久坐对照组进行了比较。所有受试者均接受了体格检查、心电图、超声心动图、功率踏车运动试验，以及白细胞介素（IL）-6、肿瘤坏死因子（TNF-α）、IL-8 和 IL-10 的实验室分析。根据受试者的心电图有无早期复极（ER）表现分为两组。与无 ER 模式的运动员相比，有 ER 模式的运动员心率明显降低，E/e' 比值增加。所有足球运动员的促炎细胞因子 IL-6、IL-8、TNF-α 和抗炎细胞因子 IL-10 均显著升高。然而，有 ER 模式的运动员血浆 IL-6 水平明显高于无 ER 模式的运动员。此外，"高"水平 IL-6 运动员的 LA 量明显大于"低"水平 IL-6 运动员。因此，作者得出结论，那些有 ER 模式的运动员有更高的心房充盈压，更高的 LA 容量和更高的炎症反应水平。

尽管所有这些因素都可能随着时间的推移导致心房重构，从而增加长期耐力运动中 AF 的风险，但实际 AF 的发展应在长期随访中得到证实。此外，随着时间的推移，循环细胞因子的水平是否对心房传导和心律失常有影响，也应该在更大规模、更长随访时间的研究中进行观察。

### （三）心房的功能

截至目前，心房功能还没有得到太多的科学关注，因为心房通常被认为只是被动的运输腔室。但目前的文献表明，心房主动调节心室充盈，从而通过如下三个重复的功能阶段促进整体心脏功能[19]。

- LA 储存阶段：在 LV 收缩和等容舒张期间，LA 储存来自肺静脉回流的血液。
- LA 通道阶段：LA 被动地将血液输送到 LV。
- LA 收缩阶段：LA 积极收缩，从而在舒张期的最后阶段促进 LV 充盈。

超声心动图成像的最新进展[20]，如斑点追踪技术，通过分别可视化和计算上述每一个阶段，能够更独立地了解心房功能。使用成像方法对耐力运动员进行的运动研究强调了心房功能增强对产生必要的心排血量以完成耐力运动的贡献[21]。但没有证据表明心房功能受损，这可能会增加健康且水分充足的耐力运动员在长期运动后患 AF 的风险。尽管如此，与没有阵发性 AF 记录的耐力运动员相比，有阵发性 AF 记录的耐力运动员，即 AF 的最开始阶段，其 LA 储备及收缩功能都有所降低 [22]。值得注意的是，在该研究中，LA 应变评估比 LA 容积和 ECG 参数评估更可靠，可用于区分 AF 患者和健康对照者的主要耐力。因此，LA 的功能评估可能有助于确定有发生 AF 风险的耐力运动员，尤其是在 LA 结构改变的运动员中。

（四）自主神经系统特征

自主神经张力失衡是一个越来越公认的导致 AF 启动和维持的因素。在大多数人的日常生活中，交感神经和副交感神经之间的平衡会发生波动，尤其在运动群体中 [6, 23, 24]，规律的体育锻炼促进运动员在休息时心脏副交感神经活性增强，从而诱发心动过缓。中度至剧烈运动促进交感神经张力的短暂激活和副交感神经张力的恢复，以迅速增加心排血量和外周氧供应。停止体力活动后，副交感神经张力迅速增加，随后交感神经张力的恢复延迟且缓慢。除了自主神经张力的失衡，窦房结内在的电重塑也可能导致运动员的窦性心动过缓。

交感神经和副交感神经张力都通过离子通道的调节和激活来缩短心房不应期，从而促进折返的发生，尤其是副交感神经张力的变化 [6]。迷走神经张力的增加缩短了心房不应期，并增加了不应期的离散度，为折返回路的发生创造了适当的条件。交感神经张力增加导致心肌细胞中的收缩期钙内流，促进钙依赖性触发活动。副交感神经和交感神经张力的同时激活协同缩短心房不应期并促进钙超载。上述过程可能发生在体力活动后的恢复过程中，在肺静脉中特别容易引起心律失常。

总之，增强的交感神经和副交感神经张力都与运动员发生 AF 的风险增加有关：患有 AF 的运动员通常在迷走神经张力增加为主的情况下（例如，餐后、晚上或每次运动后立即）出现心律失常复发。动物模型和运动员研究都表明 [25, 26]，慢性副交感神经张力升高在运动性 AF 中起重要作用。某些运动员可能在体育活动期间出现 AF，通常与运动表现下降有关 [27]。

（五）其他

肥厚介导的心脏结构改变、心肌广泛僵硬及由此产生的舒张功能障碍可能导致 LA 重构和扩大，肺静脉异位搏动作为与剧烈耐力运动相关的 AF 的触发器和调节剂[6]。房性早搏，特别是肺静脉异位起源的，已被证明是大多数阵发性 AF 发作的诱因。房性早搏可能由于体力活动而增加。因此，与适当的心房基质相关的异位搏动增多可能是解释与运动相关的 AF 风险增加的机制之一。当然也有部分研究不支持此观点，Baldesberger 等在他们的研究中并没有发现前职业自行车运动员房性早搏发生率增加[9]。

越来越多的证据表明，一般人群中可能存在着 AF 的遗传机制，因为年轻个体有发生孤立性 AF 的风险[28]（随着孤立性 AF 亲属数量的增加，AF 患者数量急剧增加，并且这些亲属发病年龄也逐渐降低）。*KCNQ1* 是第一个被确定为家族性 AF 的疾病基因，它编码心脏动作电位复极化所需的电压门控钾通道[29]。

## 三、耐力运动员 AF 的诊断

### （一）ECG、运动负荷试验和动态心电图

记录 AF 的最适合方法取决于症状的类型、持续时间和特异性。

1. 十二导联 ECG 可能对主诉长期症状的运动员有用，当然，在进行基于 12 导联 ECG 的赛前筛查的无症状运动员中也可能会发现 AF。

2. 如果运动员在日常生活中出现短时间症状，无法通过常规 12 导联 ECG 获得记录，则可能需要更长的记录时间。如动态心电图，通常可持续记录 1～7d。这些指标也可用于筛查有非特异性症状的运动员是否患有 AF，这些运动员存在高负荷的房性早搏，被认为存在 AF 的风险。值得注意的是，一些外部环路记录器，已经证明了很大比例的假阳性结果；而植入式线圈记录仪很少用于运动员的 AF 筛查[6, 30]。

3. 还有一些运动员会主诉只在体育活动期间出现的相对特定（如

心悸）或非特定（如运动表现下降）的症状。在这些情况下，需要在引发症状的运动期间记录心律。模拟体力活动的类型、强度和持续时间的运动负荷测试可能会触发和诊断 AF。此外，运动负荷测试还可能会提供有关运动能力、血流动力学表现和峰值心率等额外信息。

（二）新型可穿戴设备

在过去的几十年里，耐力运动员一直在使用胸带式心率运动手表来记录他们在休息和运动期间的心率，以监测他们的运动强度和恢复情况。近年来，微型传感器的技术进步极大地扩展了可提供的生理数据量，不仅可以控制训练，还可以用于监测心脏健康（如心率带、智能手表、内置于纺织品中的 ECG 传感器等），使用基于机器学习的算法以高精度自动区分 AF 和窦性心律[31-33]。然而，运动伪影引起的电极读数噪音仍然是一个问题，尤其是在基于光学的设备中。

虽然目前基于 RR 不规则性的光电容积描记术和其他技术可能是有价值的筛查工具，但 AF 的确诊必须通过 ECG。总体而言，在耐力运动员中增加医疗可穿戴设备的使用似乎是一个自然的过程，这些设备将有助于检测风险增加的耐力运动员，甚至诊断常规检查无法识别的 AF。

## 四、症状和并发症

（一）症状

AF 患者不均匀的心房电激活导致心房收缩丧失和脉搏不规则，这导致大多数 AF 患者具有症状和并发症。总体而言，患有 AF 的运动员主诉的生活质量低于未患 AF 的运动员。

1. 一方面，心悸是 AF 最特异性的症状；另一方面，AF 是运动员持续、长期心悸的最常见原因之一。

2. 由于心房对心室充盈和心排血量的贡献丧失，导致身体技能和运动表现下降，这也是 AF 运动员的常见主诉。心房收缩对静息时心排血量的贡献为 15%，并且在运动期间该值增加 [34]。AF 与大多数受影响的运动员体能下降有关 [6]。

3. 一些运动员可能出现胸闷、睡眠困难和心理困扰等非特异性症状。

4. 在极少数运动员中，AF 是完全无症状的，只是在筛查项目或因其他原因就诊时才被发现。

（二）并发症

罕见情况下，AF 的并发症可能是先前未确诊 AF 的首发表现。

**1. 卒中**

非瓣膜性 AF 患者的卒中风险增加了 5 倍。然而，此风险在很大程度上存在个体差异，一些临床因素、生物标志物和结构重塑与卒中发病率增加有关。目前尚未有专门针对运动员的前瞻性研究，但回顾性研究的数据支持，患有 AF 的运动员卒中风险是没有 AF 的运动员的 2 倍以上 [6]。在另一项研究中 [35]，将以前有大量越野滑雪运动经历的瑞典人与普通人群的卒中发病率和 AF 病史进行了比较。总体而言，滑雪者的首次卒中发病率较低，但与非滑雪者相比，滑雪者的 AF 病史更常见，这凸显了 AF 对低风险人群卒中负担的相对贡献更大。尽管滑雪者的卒中复发风险低于普通人群（这可能与心血管风险因素负担较低相关），但在滑雪者的随访期间，AF 仍与较差的预后相关。

**2. 心力衰竭**

已知心力衰竭和 AF 之间存在正相关关系。约 1/4 的 AF 患者出现 LV 功能不全，1/2 的心力衰竭患者会发展为 AF。这种强烈的相关性可以由多种因素解释 [36-38]：AF 和心力衰竭具有一些共同的病因和（或）危险因素，包括高血压、缺血性心脏病和心肌病。无症状 AF 的持续快速发展最终可能演变为 LV 功能障碍和心力衰竭（所谓的"心动过速性心肌病"），特别是在那些表现出潜在易感性的个体中。心力衰竭会诱发促炎环境和血流动力学超负荷，从而增加心房拉伸并促进结构和电生理异常，这些变化最终可能会导致 AF 维持。

在临床工作中，面对表现为 AF 和 LV 功能不全的患者，我们可能需要考虑：究竟是心力衰竭先于 AF 发生还是 AF 导致了心力衰竭？无论答案如何，可以肯定的是，AF 射频消融术对心力衰竭的患者有效，不管患者是否患有潜在的结构性心脏病。

## 五、治疗和预后

目前对 AF 运动员的治疗策略需要对受影响的运动员进行详细评估，并采用共同决策的个体化方法。具体内容包括以下几个方面。

### （一）评估抗凝治疗预防血栓栓塞并发症的必要性

对于普通人群，AF 运动员的抗凝治疗适应证应基于 CHA2DS2-VASc 评分。其中，C 表示心力衰竭计 1 分；H 表示高血压计 1 分；A2 表示年龄≥75 岁计 2 分；D 表示糖尿病计 1 分；S2 表示血栓栓塞、卒中或短暂性脑缺血发作计 2 分；V 表示血管性疾病（心肌梗死、外周动脉血管病或主动脉瓣疾病）计 1 分；A 表示年龄 65—74 岁计 1 分；S 表示性别，女性计 1 分。

在没有绝对禁忌证的情况下，男性评分≥1 分和女性评分≥2 分可考虑抗凝治疗，优选非维生素 K 口服抗凝药；男性评分≥2 分，女性评分≥3 分应接受抗凝治疗。患有 AF 的运动员通常是没有其他心血管危险因素的中年男性，因此通常不需要长期抗凝治疗。然而，有时可能需要短期围术期抗凝（即接受心脏复律或 AF 消融的运动员需要抗凝治疗）。

应评估需要长期或短期抗凝治疗的运动员的出血风险，尽量避免或禁止高接触性运动。尽管已建议对静脉血栓栓塞的运动员进行间歇性抗凝治疗，但目前尚无 AF 运动员的数据。

对于需要抗凝治疗且从事接触性运动的运动员来说，诸如左心耳封堵器等非药物抗血栓治疗似乎是一个选择。然而，目前的证据不足以支持将它们用作抗凝药物的一线替代品。

（二）AF 的抗心律失常方法

AF 的抗心律失常方法是以窦性心律转换和维持（即节律控制）为目标，还是在接受 AF 作为基线心律时以足够的频率（即心率控制）为目标，应基于一系列因素的考虑，包括症状发生的频率和强度；运动员偏好，包括他 / 她保持竞争力的意愿；治疗医生 / 医疗中心在消融手术方面的经验；关于运动员处方（抗心律失常药物）的具体问题，如潜在的血流动力学紊乱或世界反兴奋剂机构（WADA）发布的反兴奋剂规则所施加的限制；并发症的患病率；基于心房大小或纤维化负荷等因素的节律控制策略的预期成功率。

AF 通常会损害运动员的体力活动能力，因此应特别询问竞技运动员的相关表现。一般来说，节律控制策略对大多数希望保持竞争力的运动员来说效果是满意的。

1. 在节律控制方法中，主要治疗目标是实现和维持窦性节律。有时可能需要电或药物复律来恢复窦性心律。

(1) 药理学方法：抗心律失常药物通常被认为是 AF 患者的一线治疗方法，但对于运动员应考虑如下注意事项。

Ⅰa 类抗心律失常药：丙吡胺产生抗胆碱能特性，可能对胆碱能介导的 AF 运动员特别有效。值得注意的是，由于潜在的室性心律失常和死亡风险的增加，建议使用低剂量和密切的心电监测 [6]。

Ⅰc 类抗心律失常药（如氟卡尼、普鲁卡因胺）：鼓励与 AV 结阻断药联合使用，以防止转换为 1:1 的心房扑动，从而导致心室颤动。对于那些很少复发的运动员来说，"口袋药"可能是一种安全且方便的策略。在这些患者中，目前的指南建议在 AF 恢复之前避免运动，并且至少在抗心律失常药物的两个半衰期结束之前 [ 如氟卡尼平均 2 × 20h，普罗帕酮 2 × （2～10）h] 不要运动 [39, 40]。

胺碘酮：虽然胺碘酮能有效预防 AF 复发，但其 QT 间期延长及肺、肝、甲状腺、皮肤和视觉系统不良反应阻碍了其使用，尤其是在有其他选择的年轻人中。

决奈达隆是一种胺碘酮类似物，不会对甲状腺产生不良反应，可能有助于维持无心力衰竭患者的窦性心律，但仍然有对肺和肝脏的不良反应。

(2) 非药理学方法：针对肺静脉的消融手术是 AF 患者现代治疗手段的基石。在运动员中，AF 消融有效且安全，可以允许运动员重回赛场（或培训），因此被视为一线方法 [6, 27]。

(3) 减少体力活动负荷：支持潜在治疗效果的数据很少，而且基于回顾性研究和动物模型的证据水平很低 [6]。对体育运动的经济依赖可能会进一步影响其在职业运动员中的适用性。

2. 心率控制策略接受 AF 作为基线心律，治疗目标是保持无症状。这些患者的目标应该包括静息心率为<80 次 / 分，中等运动强度时心率<110 次 / 分；在没有症状的情况下，可以接受高达 110 次 / 分的静息心率。

(1) 药理学方法：是基于房室结阻断药物的使用，包括如下三类。

β 受体拮抗药和非二氢吡啶类钙通道阻滞药（CCB）：一线药物。一些小型的研究表明，与 β 受体拮抗药相比，CCB 可以改善心率控制和运动能力，但也有与之矛盾的研究数据 [41-43]。

地高辛：在控制运动期间心率的效果相对较弱 [44]。

胺碘酮：具有轻微的房室结阻滞特性，但其全身不良反应极大地限制了其使用，因此该药物应被视为年轻运动群体的最后选择。

(2) 非药理学方法：通常指的是"起搏和消融"策略，即先植入起搏器，再进行射频消融房室结，这种策略在运动员群体中很少使用。

建议在确定治疗方案后进行运动负荷测试，特别是症状出现在体力活动期间的个体，以评估 AF 的出现、血流动力学表现和峰值心率等。

选择节律 / 心率控制策略也可能会在后续行动中发生变化。例如，在出现严重不良反应、不耐受或抗心律失常药物疗效低下的情况下，最初选择进行节律控制策略的运动员可能会切换到心率控制。如果用常规方法无法实现适当的心率控制，最初接受心率控制策略的运动员可能会切换到节律控制。

## 小结

　　运动与 AF 的关系是复杂的，越来越多的文献支持终身累积的高强度耐力训练与男性 AF 之间的 U 形或 J 形关系（心脏过度使用综合征）。然而，这主要发生在长期从事耐力运动的中年运动员身上，这个现象也支持了一个观点，即在 AF 发生发展之前，可能需要多年的耐力训练基础。由于缺乏大量的前瞻性研究，无法通过多年的长期随访来准确测量的运动量，因此目前还无法建立 AF 发展的终身运动时间阈值。考虑到近年来参加超耐力项目的运动员人数不断增加，与耐力运动相关的 AF 可能在不久的将来变得越来越普遍。目前的数据仍然不足以采取特定的预防、诊断或预后策略。因此，这一领域的纵向设计研究对于进一步阐明其发展机制和改善治疗至关重要。新的技术进步可能有助于运动心脏病不断发展，改善对有 AF 风险的耐力运动员的咨询和后续管理。在向高度活跃的人提供 AF 治疗方案咨询时，应特别考虑以降低与 AF 相关的风险，同时保持定期锻炼的众多健康益处。根据我们目前的知识，不应该以 AF 具有的潜在风险来限制体育锻炼和体力活动。

## 参考文献

[1] Mozaffarian D, Furberg CD, Psaty BM, et al. Physical activity and incidence of atrial fibrillation in older adults: the cardiovascular health study[J]. Circulation, 2008,118(8): 800–807.

[2] Qureshi WT, Alirhayim Z, Blaha MJ, et al. Cardiorespiratory itness and risk of incident atrial fibrillation: results from the Henry Ford Exercise Testing (FIT) Project[J]. Circulation, 2015, 131(21): 1827–1834.

[3] Morseth B, Graff-Iversen S, Jacobsen BK, et al. Physical activity, resting heart rate, and atrial fibrillation: the Tromsø Study[J]. Eur Heart J, 2016, 37(29): 2307–2313.

[4] Abdulla J, Nielsen JR. Is the risk of atrial fibrillation higher in athletes than in the general population? A systematic review and meta-analysis[J]. Europace, 2009, 11(9): 1156–1159.

[5] Calvo N, Ramos P, Montserrat S, et al. Emerging risk factors and the dose-response relationship between physical activity and lone atrial fibrillation: a prospective case-control study[J]. Europace, 2016, 18(1): 57–63.

[6] Axel Pressler, Josef Niebauer. Textbook of Sports and Exercise Cardiology[M]. Cham: Springer Nature Switzerland AG, 2020.

[7] Zoni-Berisso M, Lercari F, Carazza T, et al. Epidemiology of atrial fibrillation: European perspective[J]. Clin Epidemiol, 2014, 6: 213–220.

[8] Fleischmann P, Kellermann JJ. Persistent irregular tachycardia in a successful athlete without impairment of performance[J]. Isr J Med Sci, 1969, 5(4): 950–952.

[9] Baldesberger S, Bauersfeld U, Candinas R, et al. Sinus node disease and arrhythmias in the long-term follow-up of former professional cyclists[J]. Eur Heart J, 2008, 29(1): 71–78.

[10] Andersen K, Farahmand B, Ahlbom A, et al. Risk of arrhythmias in 52 755 long-distance cross-country skiers: a cohort study[J]. Eur Heart J, 2013, 34(47): 3624–3631.

[11] Mohanty S, Mohanty P, Tamaki M, et al. Differential association of exercise intensity with risk of atrial fibrillation in men and women: evidence from a meta-analysis[J]. J Cardiovasc Electrophysiol, 2016, 27(9): 1021–1029.

[12] Myrstad M, Aarønæs M, Graff-Iversen S, et al. Does endurance exercise cause atrial fibrillation in women[J]? Int J Cardiol, 2015, 184: 431–432.

[13] Baggish AL, Wood MJ. Athlete's heart and cardiovascular care of the athlete: scientific and clinical update[J]. Circulation, 2011, 123(23): 2723–2735.

[14] Iskandar A, Mujtaba MT, Thompson PD. Left atrium size in elite athletes[J]. JACC Cardiovasc Imaging, 2015, 8(7):753–762.

[15] Sareban M, Winkert K, Sperlich B, et al. Speckle tracking-derived bi-atrial strain before and after eleven weeks of training in elite rowers[J]. Sci Rep, 2018, 8(7): 14300.

[16] Rosenberg MA, Patton KK, Sotoodehnia N, et al. The impact of height on the risk of atrial fibrillation: the cardiovascular health study[J]. Eur Heart J, 2012, 33(21): 2709–2717.

[17] Osmar Antonio Centurión , José C. Candia , Karina E. Scavenius ,et al. The Association Between Atrial Fibrillation and Endurance Physical Activity: How Much is Too Much[J]? J Atr Fibrillation, 2019, 12(3): 2167.

[18] Stumpf C, Simon M, Wilhelm M, et al. Left atrial remodeling, early repolarization pattern, and inflammatory cytokines in professional soccer players[J]. J Cardiol, 2016, 68(1): 64–70.

[19] Blume GG, Mcleod CJ, Barnes ME, et al. Left atrial function: physiology, assessment, and clinical implications[J]. Eur J Echocardiogr, 2011, 12(6): 421–430.

[20] Mondillo S, Galderisi M, Mele D, et al. Speckle- tracking echocardiography: a new technique for assessing myocardial function[J]. J Ultrasound Med, 2011, 30(1): 71–83.

[21] Gabrielli L, Bijnens BH, Brambila C, et al. Differential atrial performance at rest and exercise in athletes: potential trigger for developing atrial dysfunction[J]? Scand J Med Sci Sports, 2016, 26(12): 1444–1454.

[22] Hubert A, Galand V, Donal E, et al. Atrial function is altered in lone paroxysmal atrial fibrillation in male endurance veteran athletes[J]. Eur Heart J Cardiovasc Imaging, 2018, 19(2): 145–153.

[23] Michael S, Graham KS, Oam GMD. Cardiac autonomic responses during exercise and post-exercise recovery using heart rate variability and systolic time intervals-a review[J]. Front Physiol, 2017, 8: 1–19.

[24] D'Souza A, Bucchi A, Johnsen AB, et al. Exercise training reduces resting heart rate via downregulation of the funny channel HCN4[J]. Nat Commun, 2014, 5: 3775.

[25] Guasch E, Benito B, Qi X, et al. Atrial fibrillation promotion by endurance exercise: demonstration and mechanistic exploration in an animal model[J]. J Am Coll Cardiol, 2013, 62(1): 68–77.

[26] Wilhelm M, Roten L, Tanner H, et al. Atrial remodeling, autonomic tone, and lifetime training hours in nonelite athletes[J]. Am J Cardiol, 2011, 108(4): 580–585.

[27] Yamaguchi T, Tsuchiya T, Nagamoto Y, et al. Characterization of atrial fibrillation and the effect of pulmonary vein antrum isolation in endurance athletes[J]. J Arrhythmia, 2012, 28(3): 175–181.

[28] Oyen N, Ranthe MF, Carstensen L, et al. Familial aggregation of lone atrial fibrillation in young persons[J]. J Am Coll Cardiol, 2012, 60(10): 917–921.

[29] Otway R, Vandenberg JI, Guo G, et al. Stretch- sensitive KCNQ1 mutation. A link between genetic and environmental factors in the pathogenesis of atrial fibrillation[J]? J Am Coll Cardiol, 2007, 49(5): 578–586.

[30] Sejr MH, Nielsen JC, Damgaard D, et al. Atrial fibrillation detected by external loop recording for seven days or two-day simultaneous Holter recording: a comparison in patients with ischemic stroke or transient ischemic attack[J]. J Electrocardiol, 2017, 50(3): 287–293.

[31] Bumgarner JM, Lambert CT, Hussein AA, et al. Smartwatch algorithm for automated detection of atrial fibrillation[J]. J Am Coll Cardiol, 2018, 71(21): 2381–2388.

[32] Chan PH, Wong CK, Poh YC, et al. Diagnostic performance of a smartphone-based photoplethysmographic application for atrial fibrillation screening in a primary care setting[J]. J Am Heart Assoc, 2016, 5(7): e003428.

[33] Rozen G, Vaid J, Hosseini SM, et al. Diagnostic accuracy of a novel mobile phone application for the detection and monitoring of atrial fibrillation[J]. Am J Cardiol, 2018, 121(10): 1187–1191.

[34] Stefanadis C, Dernellis J, Toutouzas P. A clinical appraisal of left atrial function[J]. Eur Heart J, 2001, 22(1): 22–36.

[35] Hällmarker U, Åsberg S, Michaëlsson K, et al. Risk of recurrent stroke and death after first stroke in long-distance ski race participants[J]. J Am Heart Assoc, 2015, 4(10): e002469.

[36] Stewart S, Hart CL, Hole DJ, et al. A population-based study of the long-term risks associated with atrial fibrillation: 20-year follow-up of the renfrew/Paisley study[J]. Am J Med, 2002, 113(5): 359–364.

[37] Santhanakrishnan R, Wang N, Larson MG, et al. Atrial fibrillation begets heart failure and vice versa: temporal associations and differences in preserved versus reduced ejection fraction[J]. Circulation, 2016, 133(5): 484–492.

[38] Wijesurendra RS, Liu A, Eichhorn C, et al. Lone atrial fibrillation is associated with impaired left ventricular energetics that persists despite successful catheter ablation[J]. Circulation, 2016,134(15): 1068–1081.

[39] Alboni P, Botto GL, Baldi N, et al. Outpatient treatment of recent-onset atrial fibrillation with the "pill-in-the-pocket" approach[J]. N Engl J Med, 2004, 351(23): 2384–2391.

[40] Holmes B, Heel RC. Flecainide. A preliminary review of its pharmacodynamic properties and therapeutic efficacy[J]. Drugs, 1985, 29(1): 1–33.

[41] Ulimoen SR, Enger S, Carlson J, et al. Comparison of four single-drug regimens on ventricular rate and arrhythmia- related symptoms in patients with permanent atrial fibrillation[J]. Am J Cardiol, 2013, 111(2): 225–230.

[42] Ulimoen SR, Enger S, Pripp AH, et al. Calcium channel blockers improve exercise capacity and reduce N-terminal Pro-B-type natriuretic peptide levels compared with beta-blockers in patients with permanent atrial fibrillation[J]. Eur Heart J, 2014, 35(8): 517–524.

[43] Farshi R, Kistner D, Sarma JS,et al. Ventricular rate control in chronic atrial fibrillation during daily activity and programmed exercise: a crossover open-label study of five drug regimens[J]. J Am Coll Cardiol, 1999, 33(2): 304–310.

[44] Matsuda M, Matsuda Y, Yamagishi T, et al. Effects of digoxin, propranolol, and verapamil on exercise in patients with chronic isolated atrial fibrillation[J]. Cardiovasc Res, 1991, 25(6): 453–457.

# 第13章 运动性室性心律失常的诊断与治疗

## 学习目标

1. 了解运动员群体室性心律失常的流行病学数据。
2. 熟悉运动员室性心律失常的诊断方法。
3. 能够为患有室性心律失常的运动员提供个性化的治疗方案。

室性心律失常（VA）的患病率在患有某些心脏病的个体中增加，并且参与前筛查检测到的无症状 VA 可能是潜在心脏病的首发表现，会增加运动员发生 SCD 的风险 [1]。根据意大利研究的比较数据，运动员发生 SCD 的风险（死亡率为每年 2.3/10 万）高于非运动员（死亡率为每年 0.9/10 万）。这种风险也与潜在的心血管疾病密切相关（死亡率为每年 2.1/10 万）[2]。

当然，人们更加关注那些症状性 VA 的运动员，因为它对日常生活和身体表现能力的影响加剧了患者对 SCD 的恐惧。近年来，运动员对 VA 的认识有所提高，因为最近的数据表明，剧烈的体力活动 / 运动可能会诱发健康个体中潜在致命的 VA，强调需要定期随访检测。

所有这些数据都强调了对 VA 进行适当筛查的重要性，单一 VA 在健康人群中的患病率也很高。因此，需要权衡 VA 运动员患心血管疾病的风险与普通人群中 VA 的高患病率。对患有 VA 且心脏明显正常的运动员进行结构性心脏病的诊断非常具有挑战性。为这一人群并发最合适的诊断方法，以尽可能地识别患有心肌病的运动员，但避免对健康运动员进行不必要的测试，一直是医学界关注的重点。在本章中，我们将讨论 VA 对预后的影响及其在运动员中的诊断和治疗方法。运动员 SCD 最常见的原因已在本书的其他部分进行论述。

## 一、室性心律失常的概念

VA 是一个广泛的概念，范围从单一孤立的室性早搏（VPB）到非持续性（<30s）室性心动过速（NSVT）再到持续性（>30s）室性心动过速，包括不同的临床表现和预后影响。

心室搏动的形态有助于确定心律失常起源于哪个心室。根据经验，源自左心室的 VA 常表现为 RBBB 形态，而源自右心室的 VA 表现为 LBBB 形态。起源于左心室流出道的 VA 是一个例外，因为它们经常呈现为 LBBB 样的形态。在一些研究中，几乎 3/4 的健康运动员的 VPB 表现为 LBBB 形态，其余的室性早搏具有分支起源（参见特发性室性心律失常部分）的特点[3-5]。

源自单一病灶的 VPB 仅显示一种形态（单形性）；具有两种或两种以上形态的称为多形性 VPB。多形性室性心动过速（VT）是指那些在心室搏动形态中具有连续变化的非持续性或持续性事件。

## 二、运动员室性心律失常的患病率

VA 的患病率在很大程度上取决于记录的持续时间和个体因素，如年龄和并发症。当使用 1~2min 的 12 导联 ECG 记录进行筛查时，1%~6% 的健康年轻人和中年人可发现 VA，而使用 24h 动态心电图进行评估时该比例可高达 70%[2]。这些心律失常通常是单形性孤立性 VPB。目前尚不清楚运动员的 VA 负荷是否与普通人群相当。一些数据显示运动员更容易发生 VA，但更多的数据表明，运动员和非运动员的 VA 患病率相似[6, 7]。在暂停运动训练的去适应期后，频发 VA 的运动员的 VA 负荷往往会随着时间的推移而减少，并且在基线 VA 负荷越高的运动员中，这种"去适应"的减少似乎更为明显[2]。恢复训练与 VA 负荷的适度增加有关。有趣的是，有学者认为，即使在保持体育锻炼的运动员中，频发的 VPB 也会随着时间的推移而消退。值得注意的是，VPB 的频率与运动诱导的左心室肥厚或终身剧烈运动的累积时间无关（不同于心房颤动）。

### 三、运动员室性心律失常的诊断测试

对运动员出现的任何类型的 VA 均应重视，重点关注 SCD 风险分层，以排除潜在的病理性心肌病可能性。

#### （一）标准 12 导联 ECG

这是评估运动员 VA 的重要工具，10s 记录中有 2 个以上的 VPB 建议进一步评估。相关的 ECG 检查结果包括复极异常，如 T 波倒置和 ST 段压低、病理性 Q 波、心室内传导延迟、心室预激和长 QT 间期。根据目前的建议 [8]，这些心电图结果被归类为异常表现。应注意识别运动员心脏的生理适应，并寻找最常见心肌病的体征，包括缺血性心脏病、HCM 和 ARVC，以及原发性心律失常综合征，如 Brugada 综合征、长或短 QT 综合征。

非典型心电图表现，如 LBBB 形态的室性搏动与不同形态的非异位搏动中的 ε 波的关联，高度提示 ARVC。VA 的形态学可以提供有关心律失常的位置和起源的信息，它是代表预后的主要因素，临床医生必须对它进行详细的评估。一般来说，建议大多数患有 VA 的运动员接受 24h 动态心电图监测、超声心动图和运动负荷测试。

#### （二）动态心电图

强烈建议进行长时间的动态心电图记录，以量化 VA 负荷和确认复杂 VA（成对、联律或 VT）的存在。研究表明，存在频发 PVB 或 NSVT 的运动员比偶发、孤立性 PVB 的运动员更容易患有潜在的心血管疾病。然而，频发 PVB 并不一定是"恶性"的同义词。事实上，在没有病理基础的情况下，良性 PVB 可以超过 10 000 次 / 天（通常位于右心室流出道，左心室少见） [2]。然而，VA 负荷的日常变化很常见，这就要求我们对 VA 的运动员进行定期随访，尤其是在临床表现和心电图存在差异的情况下 [9]。此外，当运动员的 VA 负荷与普通人群相似时，其预后主要受潜在基质（结构性心脏病）的影响，而不是 PVB 的

数量。因此，应仔细评估可能导致 SCD 的疾病形式（如心肌病或离子通道疾病）、具有危险信号的症状包括过度的心动过缓或晕厥发作等。

（三）运动负荷测试

心电图检查后，必须进行运动负荷测试。该检查有助于评估与运动量增加相关的 PVB，以及其他提示潜在性心脏病的异常发现，如 ST 段变化、对运动的异常血压反应和运动耐量受损情况。此外，它还有助于评估 PVB 的数量和联律间期，以及它们的起源和多形性。一般来说，"良性" VA 往往会在体力活动期间减少或消失，大多数起源于漏斗部（右心室或左心室流出道）；相反，在体力活动期间，VPB 的频率或复杂性增加，表明这些运动员患心脏病的可能性更大。建议对这些人进行全面的评估，以排除潜在的心脏异常。运动诱发的具有多种 QRS 波群形态的 PVB，尤其是交替形态（所谓的双向模式）的 PVB，会增加运动相关 SCD 的风险 [10, 11]。这种心律失常特征可能是儿茶酚胺能多形性室性心动过速（CPVT）的表现，这是一种遗传性离子通道疾病，易发生肾上腺素能依赖性的 VA，甚至演变为心室颤动，应格外引起重视。

1. 超声心动图

超声心动图通常作为排除结构性心脏病（最常见的缺血性心肌病、HCM、ARVC 或任何瓣膜性心脏病）的一线技术。通过这项检查，我们可以评估心脏在收缩期和舒张期的整体和局部功能，以及提示缺血性心脏病的室壁运动异常。它还用于评估腔室大小、瓣膜情况，以及是否存在提示心肌病的结构异常。此外，超声心动图还是先天性冠状动脉异常的基础筛查方法，这是运动员心肌缺血诱发 VA 和 SCD 的主要原因之一。Zeppilli 等的研究证明 [12]，超声心动图可以识别绝大多数年轻运动员的主动脉异常冠状动脉起源，并可以管理和预防完全无症状的运动员 SCD 病例。

最近的研究表明 [2]，负荷超声心动图测试可能有助于识别那些患有运动诱发的 ARVC 样心肌病的运动员。健康的运动员在运动过程中会表现出右心室功能的改善，但伴有 VA 的运动员在运动期间将无法相应地改善右心室收缩功能。

**2. 心脏磁共振**

在某些结果高度提示异常、频发或复杂的 VA 病例中，利用 CMR 可以更准确地评估轻微的结构和功能异常，以及具有不良预后价值的结构变化，如心肌纤维化。CMR 在各种心肌病的鉴别诊断中具有重要价值，包括 HCM、ARVC、左心室致密化不全心肌病（LVNC）和运动员心脏。此外，CMR 还可以显示整个左心室的异常情况，包括整体 / 局灶性肥大和室壁运动障碍 [2, 10, 11]。

**3. 基因检测**

近年来，二代测序（NGS）的出现使心脏病学中的基因检测成为 SCD 高风险患者的有用诊断工具。目前已经开发了不同的测序面板来筛选导致遗传性心脏病（ICC）的主要基因，但只有少数被认为具有临床可操作性并被推荐用于筛查 [2, 10]。需要强调的是，由于在确定变异的临床相关性方面存在局限性，以及根据表型进行筛查的可变收益率，因此强烈建议仅对已确定临床诊断或强烈怀疑家族性心肌病的患者进行基因检测。

这个问题在职业运动员中变得更加复杂，他们的心脏重塑可能是体育锻炼导致的生理性结果。在这些情况下，最重要的是仔细评估如前所述的所有临床步骤，并进行测试前遗传咨询，以收集家族史并解释基因测试的局限性。

## 四、室性心律失常的临床管理

### （一）偶发室性心律失常

一般来说，24h 内 VPB 低于 2000 次且无复杂 VA 的运动员属于这一类型，通常 SCD 风险较低，与没有 VA 的运动员相当 [2]。

**1. 症状**

大多数运动员没有症状，一些患者可能会主诉心悸，通常是在安静的情况下或左侧卧时明显。基于 ECG 的筛查有助于识别这些患者。

**2. 预后**

在罕发室性心律失常（24h 内<100 次 VPB）的情况下，潜在心肌病的风险非常低。在偶发（中等频率）VPB 的情况下（24h 内100～2000 次 VPB），会有一小部分运动员被诊断出患有心脏病。在随访期间，多形性 VPB 比单形性 VPB 的预后更差，这可能与心肌病的患病率增加有关。

**3. 治疗**

一般情况下，没有基础心脏病病史、无症状、罕发或偶发室性早搏的运动员无须接受抗心律失常治疗。

**4. 竞技体育资格**

如果 VA 在运动过程中没有增加、运动员无临床症状并且已合理地排除心肌病的可能性，则偶发 VA 的运动员可以进行动态和（或）激烈的竞技运动 [13, 14]。当诊断出特定的心脏病时，应由心血管专科医生指导下一步的治疗和运动资格。

**（二）频发或复杂单形性室性心律失常**

频发或复杂 VA 的患者通常具有较高风险的潜在心肌病的可能性。目前，医学界对于"频发 VPB"的具体数值存在争议，在普通人群中该标准不一，但运动员群体中通常采用 24h 内>2000 次 VPB 作为界定频发的阈值 [2]。

**1. 症状**

症状在很大程度上取决于 VA 的负荷和复杂性。与非运动个体一样，大多数运动员的 VA 可能表现为无症状或症状轻微。寻求医疗帮助的运动员通常会主诉心悸或感觉心跳"偷停"感；还可能伴有体能下降或运动耐量下降。极少数情况下，复杂性 VA 患者会出现头晕或晕厥。高（极量）运动负荷时晕厥是一种医学急症，需要进行详细彻底的评估，尤其是在之前曾出现过心悸症状的个体中 [2]。

约 15% 的频发 VA 的运动员会出现进行性的左心室收缩功能障碍，

称为 VA 或 VPB 诱导的心肌病[6]。心律失常的总负荷将决定 VA 诱导心肌病的风险[15]，应格外重视持续或非持续性 VT，对那些随着时间的推移持续存在频发 VA 的运动员进行定期随访十分必要（包括心电图和超声心动图）。

需要强调的是，即使是所谓的"良性"VA，也可能发生 VA 诱导的心肌病[16]。在这些患者中，消除 VA 通常可以改善和（或）恢复左心室射血分数[16, 17]。但进行消融手术的 VA 负荷阈值尚未统一[17, 18]。早期的研究表明，24h 动态心电图记录到室性早搏＞20% 总心搏的患者应进行消融治疗；但最近的数据显示，即使是那些室性早搏仅≥13%的个体也可以从射频消融术中获益。

VA 诱导的心肌病的发病机制在很大程度上仍然未知。有人认为这是一个类似于心动过速性心肌病的病理生理过程，但也有研究发现，发生心肌病和未发生心肌病的患者 24h 平均心率相似。因此有学者提出遗传因素可能是 VA 诱发的心肌病发展过程中个体差异较大的最可能的解释[2]。

类似于心房颤动伴有心力衰竭的患者，我们在诊治 VA 诱导的心肌病时面临的一个关键问题是：究竟是心律失常先于左心室功能障碍发生，还是左心室功能障碍导致了心律失常？因为在这两种情况下都可能出现 LV 的轻度扩张。最近的数据表明，无论是否存在结构性心脏病，大多数 VA 负荷高的患者在临床和血流动力学方面都会受益于 VA 的射频消融。

**2. 预后**

总的来说，VA 发作越频繁、形式越复杂，被诊断出患有心脏病的可能性就越大。表现为频发 VPB（＞2000 次 / 天）或 NSVT 的运动员中，高达 30% 存在潜在的致心律失常性心肌病[4, 5]。持续性 VT 通常与结构性心脏病有关。在运动过程中出现或加重的频发或复杂的 VA 也应引起对潜在心脏疾病的怀疑，并进一步评估。

最近的一项研究将 CMR 应用于患有运动性 VA 且心脏结构正常的个体，以评估心肌炎后遗症的影响[19]。在没有潜在心肌病的情况下，无论是否伴有 VA，两组运动员的 SCD 风险均较低，且预后相当。提示频发 VPB 但没有结构性心脏病的患者群体出现严重心血管并发症的概率较低。并且在没有心肌病的运动员群体中，频发的 VA 通常会在一段去适应期（3～6 个月）后消退，并且即使继续运动也不会导致不良预后。尽管如此，这些运动员仍然需要定期随访，因为有发生 VA 诱导的心肌病的风险，也有可能 VA 是 HCM 或 ARVC 等心肌病的早期表现。

**3. 治疗**

应避免触发 VA；是否应该避免咖啡因仍然存在争议 [2]。

β 受体拮抗药或非二氢吡啶类 CCB 可能对症状性 VPB 的个体是有益的。对于流出道 VT（OT-VT）的患者，Ⅰ 类抗心律失常药物是一种可能的替代方案。竞技运动员应了解 β 受体拮抗药对身体表现的潜在有害影响 [2]。

总的来说，抗心律失常药物治疗的改善作用有限。对于那些不愿意接受慢性药物治疗或症状缓解不完全的运动员，建议进行消融治疗；对于那些有症状且频发单形性 VA 的个体，应考虑进行消融治疗。

**4. 竞技体育的资格**

针对特发性 VT（详见后文）的患者，如果在运动期间没有出现复杂 VA，患者始终无症状，且合理地排除了心肌病，则运动员可以进行竞技运动。

（三）复杂性室性心律失常

**1. 特发性室性心动过速**

无器质性心脏病（即"结构正常"的心脏）的患者发生的室性心动过速，称为特发性室性心动过速（IVT）。所谓结构正常是指经过临床体格检查和现有的检查方法均未发现心脏结构异常的证据，并排除代谢因素、离子通道疾病等，而只表现为室性心动过速。通常起源于心室流出道（OT-VT）或室间隔（分支型 VT）。尽管它们的基本电生理机制不同，但两种室性心动过速表现出共同的特征，如预后良好、对维拉帕米的反应良好，以及射频消融后的总体预后良好 [2, 10, 11]。

(1) 左 / 右心室流出道室性心动过速：起源于左心室或右心室流出道的 VT 是最常见的特发性室性心动过速。流出道 VA 的特征性表现为单形频发的 PVB、NSVT 或持续性 VT。腺苷或维拉帕米对终止 OT-VT 的急性发作具有特异性。

右心室流出道室性心动过速（RVOT-VT）的心电图特征为胸导联呈现典型的 LBBB 图形、下壁导联呈单向高幅 R 波 [2, 10, 11]。而左心室流出道室性心动过速（LVOT-VT）则可以呈 RBBB 或 LBBB 图形。室性心动过速发作期间的胸导联移行也有助于鉴别：早期移行（$V_2$ 导联中 R 大于 S，即 $V_2$ 导联 R/S>1）提示 LVOT 起源，而晚期移行（$V_4$ 导联中 R 大于 S，即 $V_4$ 导联 R/S>1）提示 RVOT 起源。

RVOT-VT 或 LVOT-VT 患者的预后通常很好，SCD 风险较低。RVOT-VT 消融的成功率通常>75%，复发率为 5%～10%，急性并发症发生率也较低 [20]。而 β 受体拮抗药、非二氢吡啶类 CCB 和 I 类抗心律失常药物的有效率较低（≤50%）。

(2) 分支型室性心动过速：分支型室性心动过速（FT-VT）是起源于室间隔的特发性 VT，后中间隔的左后分支区域最多见，因此又称为分支型室性心动过速，占特发性 VT 的 10%，在年轻和中年男性多见 [2]。虽然大多数 FT-VT 发生在休息时，但体力活动也可能会诱发心动过速发作。

FT-VT 具有一些特征性的心电图表现：由于 FT-VT 起源于左心室，因此 FT-VT 通常表现为电轴左偏或右偏的 RBBB 形态；QRS 波群相对较窄（多在 0.11～0.14s）；对维拉帕米敏感。综合以上这些特征，FT-VT 经常被误诊为室上性心动过速也就不足为奇了。

射频消融手术通常在>85% 的病例中是安全有效的。

**2. 运动诱导的 ARVC 样心肌病**

Heidbüchel 等率先报道了一小部分训练有素的耐力运动员，他们的 VA 起源于轻度功能降低的 RV，并与预后不良有关（包括血流动力学不稳定的 VT 和 SCD 风险增加）。这些运动员通常符合 ARVC 工作组的诊断标准，并被诊断为 ARVC。随着对这一类疾病的认识逐渐加深，有专家提议将这类疾病称为运动诱导的 ARVC 样心肌病，但这一提议尚未被广泛接受，目前尚不清楚对于这两种情况是否应该采用相同的诊断和治疗方法。

(1) 运动与 ARVC：近年来，体育锻炼对产生或促进致心律失常心室基质的作用一直存在争议。VA、右心室功能障碍和高强度耐力运动训练史的三联征被命名为 "Heidbüchel 综合征"[21]。具体来说，在没有已知易感性或阳性家族史的患者中，运动可能是导致 ARVC 的最重要病因 / 诱因，或者它可能会促进 ARVC 的进展。

虽然单纯运动诱导的 ARVC 样心肌病的证据有限，但近年来一直在增加[21-23]。在一组 Heidbüchel 综合征患者中发现，剧烈的体育锻炼是导致 ARVC 某些病理学改变的主要因素。与该研究一致，Sawant 等最近在一组基因不明的 ARVC 患者中发现他们同样具有显著的耐力运动训练史。

这些结果提示，ARVC 病理学中的遗传背景和环境因素之间存在密切联系。实验模型为在受控环境中测试复杂的遗传—环境相互作用提供了极好的机会。Benito 等的研究[24]数据支持运动作为 ARVC 的单一病因学作用：一组未经挑选的没有任何遗传倾向的 Wistar 大鼠，在跑步机上以非常高的强度接受了为期 4 个月的训练。研究人员发现，与久坐的大鼠相比，训练有素的大鼠更容易诱发 VA，并伴有右心室纤维化和功能障碍。

(2) 流行病学：运动诱导的 ARVC 样心肌病通常是在男性经过长期高强度耐力训练后，在 40 岁左右诊断出来的，最常见于自行车、马拉松或铁人三项等耐力运动员[22, 23]。男性多发的原因尚不清楚，但有人提出可能是由于遗传因素，以及女性在高要求耐力运动中的参与率较低（类似于心房颤动与耐力运动的相关性）。有几个因素阻碍了对其患病率的准确估计，包括缺乏明确定义的诊断标准，以及与经典 ARVC 表现的广泛重叠。目前文献中报道的少数病例（大多来自单中心）以及 SCD 系列中的发生率表明，运动诱导的 ARVC 样心肌病是一种罕见的疾病，对精英运动员的影响相对较低。

(3) 右心室在运动性 ARVC 样心肌病中的主要作用：怀疑右心室起源的 VA 为潜在致命性的 VA[25]，主要是根据其 LBBB 形态及与轻度至中度右心室收缩功能下降的相关性[25]，这是由于长期高强度训练后导致选择性右心室损伤所致。长期以来，人们对左心室对各种运动强度的适应性进行了较多的研究，提示这是一种"生理"行为，并没有强有力的证据表明左心室重塑是有害的。然而，现在的研究重点已经从左心室转向了心房和右心室。特殊的右心室形状、较薄的心室壁和肺循环特殊的生理学性质促使右心室对运动具有明显的适应性。心排血量和肺动脉压之间存在几乎线性的相关性，剧烈运动后肺循环适应每搏输出量大幅度增加的能力有限，导致右心室压力和室壁应力显著增加，右心室收缩功能出现高依赖性的损害[26-28]。

如实验模型所示，有学者假设重复性的损伤会导致限制性的右心室超微结构损伤，从而产生致心律失常的右心室基质[24, 27]。然而，这一观点尚未在人体试验中得到证实。对 10 名患有右心室 VA 的运动员进行心内膜活检，有 5 名发现心肌纤维化，而剩下的 5 名则发现炎症浸润[25]。

(4) 诊断：由于运动诱导的 ARVC 样心肌病是一个相对较新的疾病，虽然一些患者满足 ARVC 工作组的标准，但目前尚未建立明确的诊断标准[2]。在这种情况下，右心室收缩功能的评估至关重要，但需要复杂的超声心动图技术。一些运动诱导的 ARVC 患者，其右心室收缩功能在静息时仍接近正常，因此轻度功能障碍很容易被忽视，并被认为是生理性运动员心脏的一种表现[29]。最近的研究表明，与健康久坐的个体或未受影响的运动员相比，运动诱导的 ARVC 样心肌病运动员，在轻度至中度运动强度下右心室收缩功能无法改善[30]。然而，其诊断准确性还需要进行前瞻性研究。

(5) 治疗方法：对于没有明确 ARVC 诊断的"Heidbüchel 综合征"患者，其治疗方法在很大程度上仍然未知。对于高度怀疑运动诱导的 ARVC 样心肌病患者，或被认为具有高风险（即出现晕厥或其他症状、频发或复杂的 VA、运动期间缺乏右心室收缩功能增加）的患者，建议采用与 ARVC 相当的治疗方法，包括停止运动。在随访期间，体力活动的减少与 VA 的发生率较低有关，动物模型中的结果表明，右心室纤维化可随着去适应而消退 [2, 24]。

### （四）多形性室性心动过速

多形性 VT 常与潜在的心肌病有关，尤其是当其发生在体力活动 / 运动期间时。在一些患者中，结构性心脏病是多形性 VT 的基础。应在静息 ECG 和（或）运动负荷试验中彻底评估原发性心律失常综合征 [2]，如 Brugada 综合征和长或短 QT 综合征。如果 ECG 正常且未检测到结构性心脏病，而在运动期间观察到多形性 VT，则应考虑 CPVT，双向 VT 是 CPVT 的主要特征 [31]。导致多形性 VT 的诱因 / 病因值得特别关注：心肌炎和电解质紊乱（如长时间运动后发生的上述情况），它们可能会在活动时或持续运动中触发严重的多形性 VA。

**1. 症状**

如果多形性 VT 持续，通常会导致血流动力学不稳定，并伴有晕厥或 SCD 等严重临床情况。

**2. 预后**

预后取决于潜在的心肌病，这些患者发生 SCD 的风险很高。

**3. 管理与治疗**

具有多形性 VT 的患者应根据特定心脏基础疾病进行相应的治疗和管理。

**4. 竞技资格**

被诊断患有与多形性 VT 相关的大多数心脏疾病的运动员（即长 QT 综合征、Brugada 综合征、CPVT、活动性心肌炎、高危缺血性心肌病），应避免参加竞技运动。然而，最近的 AHA/ACC 指南更为宽松，考虑允许在某些情况下部分原发性心律失常综合征（包括已使用基因测试诊断的某些表型阴性的离子通道疾病）患者参加竞技运动 [2, 25]。

以往有症状的 Brugada 综合征、早期复极综合征、长或短 QT 综合征患者 [32]，也可考虑竞技运动（Ⅱb 级建议，证据等级 C），前提是已采取预防措施（如现场可用的 AED），患者无症状且已接受适当治疗至少 3 个月。在多形性 VT 的诱因 / 病因得到解决后，可以允许进行竞技运动，前提是 VA 已经消失、在运动负荷试验中没有被诱发并且任何结构或功能的异常已经恢复正常化[33]。

一个常见且和临床相关的问题是特发性 RVOT-VT、潜伏性 ARVC 和运动诱导的 ARVC 样心肌病之间的区别。尽管在没有明显右心室结构或功能异常的情况下，所有这些临床疾病都可能出现类似的 VT，但长期来看还是可以区分的，尤其是特发性 RVOT 型和早期 ARVC 型之间的区别。RVOT-VT 通常表现为单一 VT 形态，而两种或多种 VT 形态可预测 ARVC。Ainsworth 等提出了一种包括 QRS 时限和电轴的算法来区分这两种疾病[34]。胸导联 T 波倒置对 ARVC 具有高度特异性，即使在运动员群体中也是如此，可以当用于区分 RVOT-VT 患者。CMR 可能在 RVOT-VT 患者中显示出轻微的结构异常，而轻度右心室收缩功能障碍则是 ARVC 早期的特异性表现。在诊断不明确的情况下，电生理检查可能会有所帮助：射频消融可以有效地消除 RVOT 患者的 VA，而心律失常复发在 ARVC 患者中很常见。需要强调的是，即使 RVOT-VT 的诊断几乎明确，仍建议定期随访并特别关注右心室的结构和收缩功能。

# 参 考 文 献

[1] Moss AJ, Davis HT, DeCamilla J, et al. Ventricular ectopic beats and their relation to sudden and nonsudden cardiac death after myocardial infarction[J]. Circulation, 1979, 60(5): 998–1003.

[2] Antonio P, Hein H, Domenico C, et al. The ESC Textbook of Sports Cardiology[M]. New York: Oxford University Press, 2018.

[3] Delise P, Sitta N, Lanari E, et al. Long–term effect of continuing sports activity in competitive athletes with frequent ventricular premature complexes and apparently normal heart[J]. Am J Cardiol, 2013, 112(9): 1396–1402.

[4] Biffi A, Pelliccia A, Verdile L, et al. Long–term clinical significance of frequent and complex ventricular tachyarrhythmias in trained athletes[J]. J Am Coll Cardiol, 2002,

40(3): 446–452.

[5]  Steriotis AK, Nava A, Rigato I, et al. Noninvasive cardiac screening in young athletes with ventricular arrhythmias[J]. Am J Cardiol, 2013, 111(4): 557–562.

[6]  Steinvil A, Chundadze T, Zeltser D, et al. Mandatory electrocardiographic screening of athletes to reduce their risk for sudden death proven fact or wishful thinking[J]? J Am Coll Cardiol, 2011, 57(11): 1291–1296.

[7]  Harmon KG, Zigman M, Drezner JA. The effectiveness of screening history, physical exam, and ECG to detect potentially lethal cardiac disorders in athletes: a systematic review/meta–analysis[J]. J Electrocardiol, 48(3): 329–338.

[8]  Drezner JA, Sharma S, Baggish A, et al. International criteria for electrocardiographic interpretation in athletes: Consensus statement[J]. Br J Sports Med, 2017, 51(9): 704–731.

[9]  Michelson EL, Morganroth J. Spontaneous variability of complex ventricular arrhythmias detected by long–term electrocardiographic recording[J]. Circulation, 1980, 61(4): 690–695.

[10]  Axel Pressler, Josef Niebauer. Textbook of Sports and Exercise Cardiology[M]. Cham: Springer Nature Switzerland AG, 2020.

[11]  Mathew G. Wilson, Jonathan A. Drezner, Sanjay Sharma. IOC Manual of Sports Cardiology[M]. Hoboken: John Wiley & Sons, Ltd, 2017.

[12]  Zeppilli P, Vannicelli R, Santini C, et al. Echocardiographic size of conductance vessels in athletes and sedentary people[J]. Int J Sports Med, 1995, 16(1): 38–44.

[13]  Pelliccia A, Fagard R, Bjørnstad HH, et al. Recommendations for competitive sports participation in athletes with cardiovascular disease[J]. Eur Heart J, 2005, 26(14): 1422–1445.

[14]  Maron BJ, Zipes DP, Kovacs RJ. Eligibility and disqualification recommendations for competitive athletes with cardiovascular abnormalities: preamble, principles, and general considerations[J]. J Am Coll Cardiol, 2015, 66(21): 2343–2349.

[15]  Niwano S, Wakisaka Y, Niwano H, et al. Prognostic significance of frequent premature ventricular contractions originating from the ventricular outflow tract in patients with normal left ventricular function[J]. Heart, 2009, 95(15): 1230–1237.

[16]  Grazioli G, Fernández-Armenta J, Prat S, et al. Ablation of frequent premature ventricular complex in an athlete[J]. Scand J Med Sci Sports, 2015, 25(6): 876–879.

[17]  Penela D, Van Huls Van Taxis C, Aguinaga L, et al. Neurohormonal, structural, and functional recovery pattern after premature ventricular complex ablation is independent of structural heart disease status in patients with depressed left ventricular ejection fraction: a prospective multicenter study[J]. J Am Coll Cardiol, 2013, 62(13): 1195–1202.

[18]  Takemoto M, Yoshimura H, Ohba Y, et al. Radiofrequency catheter ablation of premature ventricular complexes from right ventricular outflow tract improves left ventricular

dilation and clinical status in patients without structural heart disease[J]. J Am Coll Cardiol, 2005, 45(8): 1259–1265.

[19] Jeserich M, Merkely B, Olschewski M, et al. Patients with exercise- associated ventricular ectopy present evidence of myocarditis[J]. J Cardiovasc Magn Reson, 2015, 17: 100.

[20] Calvo N, Jongbloed M, Zeppenfeld K. Radiofrequency catheter ablation of idiopathic right ventricular outflow tract arrhythmias[J]. Indian Pacing Electrophysiol, 2013, 13(1): 14–33.

[21] La Gerche A, Robberecht C, Kuiperi C, et al. Lower than expected desmosomal gene mutation prevalence in endurance athletes with complex ventricular arrhythmias of right ventricular origin[J]. Heart, 2010, 96(16): 1268–1274.

[22] Ector J, Ganame J, van der Merwe N, et al. Reduced right ven tricular ejection fraction in endurance athletes presenting with ventricular arrhythmias: a quantitative angiographic assessment[J]. Eur Heart J, 2007, 28(3): 345–353.

[23] Sawant AC, Bhonsale A, te Riele ASJM, et al. Exercise has a disproportionate role in the pathogenesis of arrhythmogenic right ventricular dysplasia/cardiomyopathy in patients without desmosomal mutations[J]. J Am Heart Assoc, 2014, 3(6): e001471.

[24] Benito B, Gay-Jordi G, Serrano-Mollar A, et al. Cardiac arrhythmogenic remodeling in a rat model of long-term intensive exercise training[J]. Circulation, 2011, 123(1): 13–22.

[25] Heidbüchel H, Hoogsteen J, Fagard R, et al. High prevalence of right ventricular involvement in endurance athletes with ventricular arrhythmias: role of an electrophysiologic study in risk stratification[J]. Eur Heart J, 2003, 24(16): 1473–1480.

[26] Elliott AD, La Gerche A. The right ventricle following prolonged endurance exercise: are we overlooking the more important side of the heart? A meta-analysis[J]. Br J Sports Med, 2015, 49(11): 724–729.

[27] La Gerche A, Burns AT, Mooney DJ, et al. Exercise-induced right ventricular dysfunction and structural remodelling in endurance athletes[J]. Eur Heart J, 2012, 33(8): 998–1006.

[28] Sanz de la Garza M, Grazioli G, Bijnens BH, et al. Inter-individual variability in right ventricle adaptation after an endurance race[J]. Eur J Prev Cardiol, 2016, 23(10): 1114–1124.

[29] La Gerche A, Claessen G, Dymarkowski S, et al. Exercise-induced right ventricular dysfunction is associated with ventricular arrhythmias in endurance athletes[J]. Eur Heart J, 2015, 36(30): 1998–2010.

[30] King G, Almuntaser I, Murphy RT, et al. Reduced right ventricular myocardial strain in the elite athlete may not be a consequence of myocardial damage. "Cream masquerades as skimmed milk"[J]. Echocardiography, 2013, 30(8): 929–935.

[31] van der Werf C, Wilde AAM. Catecholaminergic polymorphic ventricular tachycardia: from bench to bedside[J]. Heart, 2013, 99(7): 497–504.

[32] Zipes DP, Link MS, Ackerman MJ, et al. Eligibility and disqualification recommendations for competitive athletes with cardiovascular abnormalities. Task Force 9: Arrhythmias and Conduction Defects[J]. Circulation, 2015, 132(22): e315–e325.

[33] Ackerman MJ, Zipes DP, Kovacs RJ, et al. Eligibility and disqualification recommendations for competitive athletes with cardiovascular abnormalities. Task Force 10: The Cardiac Channelopathies[J]. Circulation, 2015, 132(22): e326–e329.

[34] Ainsworth CD, Skanes AC, Klein GJ, et al. Differentiating arrhythmogenic right ventricular cardiomyopathy from right ventricular outflow tract ventricular tachycardia using multilead QRS duration and axis[J]. Heart Rhythm, 2006, 3(4): 416–423.

# 下 篇
## 运动心脏病学的难题

# 第14章 左心室肥厚的鉴别诊断：生理性还是病理性

## ——运动员心脏与肥厚型心肌病的鉴别

**学习目标**

1. 掌握生理性与病理性左心室肥厚的鉴别要点。

2. 了解 HCM 的临床管理策略和预后。

3. 掌握运动对 HCM 的获益。

如前所述，年轻运动员（<35 岁）发生 SCD 的最常见原因是 HCM[1]。一方面，HCM 占年轻运动员运动相关 SCD 的 1/3 左右，但由于 HCM 临床表现的多变性，一些个体可能早期仅表现为轻度的 LVH，如果漏诊则可能危及年轻的生命；另一方面，对 HCM 的误诊也可能导致不必要的运动锻炼终止，以及造成心理困扰，因此区分 HCM 导致的病理性 LVH 和符合"运动员心脏"的生理性 LVH 可能具有现实意义和一定程度的挑战性。

## 一、"灰色地带"的确定

长期以来，运动员生理性的 LVH 被认为是对规律和剧烈运动的正常的电学、形态学和功能的适应性反应[2]。与久坐的对照组相比，运动员的左心室壁厚度（LVWT）可增加 10%～20%。对大量运动员的研究结果表明，绝大多数运动员的最大 LVWT≤12mm，而一小部分运动员 LVWT>12mm 并在形态学上与部分 HCM 患者轻度重叠[3]。意大利的一项研究观察了近 1000 名奥运选手，结果表明大多数运动员的 LVWT

在 7～12mm 的正常范围内，只有一小部分（1.7%）出现了 LVWT＞12mm，多见于精英耐力运动员（如赛艇、自行车、游泳和越野滑雪等）。另一项观察了 3500 名运动员的英国研究也证实，LVWT＞12mm 的运动员比例类似。这两项研究主要基于白人运动员[2]，随后英国学者 Basavarajaiah 团队进行了一项评估不同种族对运动员 LVH 影响的研究[4]，结果表明非洲裔运动员的 LVH 比例远远高于白人，300 名黑人运动员中约有 18% 的个体 LVWT＞12mm，而白人男性运动员中这个比例＜2%。事实上，在这项研究中，3% 的黑人运动员的 LVWT≥15mm，相比之下，没有一个白人运动员的 LVWT≥15mm。

因此目前的观念普遍认为，≥15mm 的 LVH 通常是病理性的，而 12～15mm 的 LVH 是需要临床医生鉴别的"灰色地带"[5]。

## 二、运动员心脏与肥厚型心肌病的鉴别

心血管医生经常面临的问题是：对于特定的运动，什么程度的心脏重塑是可以接受的。例如，对于一个男性马拉松或游泳运动员来说，15mm 的左心室壁厚可能是正常的，但是对于一个休闲运动者来说就不正常了。大多数临床数据来自于比较 LVH 的运动员和久坐的 HCM 患者的横断面研究，运动群体显示出更强的运动能力和心肺功能。通常，生理性 LVH 和 HCM 的区别取决于病史和家族史的评估、心电图和超声心动图参数、心脏磁共振、运动负荷测试、动态心电图监测、基因筛查等，少数情况下需要通过"去适应"来判断，即暂时终止运动来观察 LVH 恢复的程度。

### （一）病史和家族史的评估[6]

在评估伴有 LVH 的运动员时，尤其是在运动期间或运动后即刻出现症状者，如胸痛、与运动量 / 运动强度不成比例的气促、心悸或意识丧失，应格外引起重视。鉴于 HCM 为常染色体显性遗传，如果患者有突然或不明原因死亡的阳性家族史，尤其是在 40 岁以下的一级亲属中，

应考虑遗传性心脏病的可能性。如果家庭中有已经确诊 HCM 的患者，或者一级亲属的心电图或超声心动图的异常表现与 HCM 有重叠，区分生理性或病理性 LVH 就显得尤为重要。

此外，在进行鉴别诊断时还需要考虑人种和运动类型等因素。一般来说，生理性 LVH＞12mm 仅限于参加耐力运动的身材高大的白人男性运动员和参加耐力运动及具有起—停性质运动（如足球或篮球）的黑人男性运动员。白人女性运动员的 LVWT 通常不会超过 11mm，只有极少数成年黑人女性运动员的 LVWT＞12mm。目前国内关于运动员 LVH 的数据资料有限，有专家建议参考白人运动员的标准。

（二）心电图

在许多情况下，心电图的某些复极异常表现可能有助于鉴别诊断。高达 60% 的男性运动员表现为孤立性的左心室高电压标准，且不伴有 ST 段压低或 T 波倒置（图 14-1）。相比之下，单纯或孤立性的左心室高电压在 HCM 患者中并不常见，通常会伴有以下异常表现[2, 6]：①下壁和（或）侧壁导联的 T 波深倒；②左束支传导阻滞（LBBB）；③病理性 Q 波；④ ST 段压低＞0.2mV。

T 波倒置是公认的 HCM 的特征性表现之一，可见于 90% 以上的患者。一项对 155 名表现为病理性 T 波倒置的运动员的观察性研究中[7]，T 波倒置主要局限于侧壁导联，80% 的患者同时伴有侧壁导联 ST 段压低。近一半的运动员在初步评估或 1 年随访期间被诊断出患有心脏病，其中 HCM 占诊断出的所有疾病的 81%。

目前的观点认为，除了Ⅲ、aVR 或 $V_1 \sim V_2$ 导联，其他导联的 T 波倒置在成年白人运动员中被认为是异常的，但在黑人运动员中很常见，多达 25% 的成年人和青少年存在 T 波倒置[6]。如前所述，持续性幼年型 T 波多见于 16 岁以下的青少年运动员，表现为 $V_1 \sim V_4$ 导联的 T 波倒置，在青春期后逐渐消失。若青少年心电图模式在青春期后的青少年中持续存在，可能需要与心肌疾病和离子通道疾病鉴别。

孤立性 T 波倒置的意义尚不清楚。然而，纵向随访研究揭示了侧

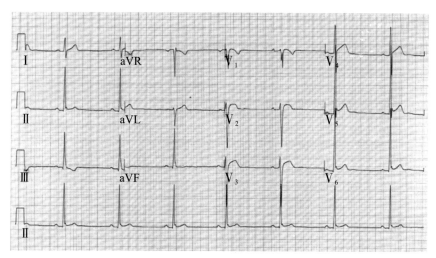

▲ 图 14–1　28 岁男性运动员，体检心电图提示左心室高电压

壁导联 T 波倒置与猝死或后续诊断为 HCM 之间存在关联。这些数据表明对于表现为 T 波倒置的个体，需进行持续性动态的观察，以避免未来发展为 HCM 的可能性。

　　黑人运动员的复极异常表现包括 J 点抬高、凸面向上的 ST 段抬高和 T 波倒置，可见于 $V_1 \sim V_4$ 导联。典型的表现为 T 波双相，先正后负。这些表现必须与 HCM 和 ARVC 相关的 T 波倒置相鉴别。延展到 $V_5$ 和（或）$V_6$ 导联的 T 波倒置通常被认为是病理性的，需要进一步的评估（图 14–2）。目前仍缺乏亚洲人或中国人的数据。

（三）超声心动图

　　如前所述，超声心动图能够可视化 LVH 的幅度和模式，测量腔室尺寸并评估心脏的收缩和舒张功能。迄今为止，大多数运动员正常参数的数据都来自超声心动图作为唯一成像方式的观察性研究。

**1. LVH 的模式**

　　生理性 LVH 的运动员表现出 LVWT 均匀和对称的增加。相比之下，在 HCM 患者中可以观察到几种模式[2]，包括不对称型 LVH（室间隔为主）、心尖肥厚型、均匀肥厚型和左心室前壁肥厚型等。超声下

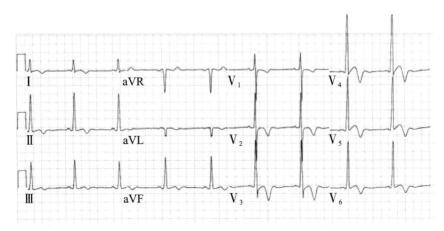

▲ 图 14-2　33 岁男性，ECG 表现为所有胸前导联的 T 波双相及倒置，后确诊为 HCM

诊断的左心室壁增厚，指室间隔或 LVWT≥15mm，或者有明确家族史者 LVWT≥13mm，部分室间隔严重肥厚的患者可出现左心室流出道梗阻，引起血流动力学的紊乱。

国外的经验表明，与久坐不动的 HCM 患者相比，大多数患有 HCM 的运动员表现为心尖肥厚型。由于超声心动图的心尖部可视化不良，可能导致对此种类型 HCM 的漏诊。因此，当前的指南建议如果超声心动图不能清晰显示所有节段，尤其是心尖部，应考虑运动负荷试验、24h 动态心电图和 CMR 成像作为下一步的评估手段。

**2. 动态左心室流出道梗阻**

二尖瓣的收缩期前向运动（systolic anterior motion，SAM）是心脏收缩期二尖瓣前叶向左心室流出道（left ventricular outflow tract，LVOT）的位移，可导致 LVOT 梗阻（LVOTO）和（或）二尖瓣反流，并可进一步形成严重的血流动力学障碍。约 25% 的 HCM 个体存在 SAM 征，导致 LVOT 梗阻，并且在运动过程中高达 70% 的病例存在这种情况 [2, 8]。然而，这些特征并不会出现在生理性 LVH 的运动员中。

**3. 左心室腔大小**

绝大多数患有生理性 LVH 的运动员表现为伴随性的左心室腔扩

大，范围为 55～65mm。相比之下，HCM 患者的左心室腔尺寸通常＜50mm。一项比较 LVH 运动员与 HCM 对照组的研究提出，左心室腔大小 54mm 是区分病理性与生理性的临界值，其敏感性和特异性均为 100%[9]。左心室腔＞54mm 在 HCM 中很少见，如果出现，通常是终末期疾病的标志，并伴有左心室功能的显著下降。

此外，有学者提出相对室壁厚度（RWT），即室间隔与舒张末期后壁厚度之和除以左心室舒张末期直径，是区分生理性 LVH 和 HCM 的一个有用的参数 [2, 6]。通常情况下，生理性 LVH 的运动员 RWT＜0.45，而 HCM 患者＞0.45。

**4. TDI 和 GLS**

传统心脏功能的评价主要依赖 LVEF 这一指标，但 LVEF 指标存在着可重复性欠佳、无法反映左心室局部功能的问题。TDI 显示，与生理性 LVH 的运动员相比，HCM 患者的 GLS 减低。

由于肌纤维紊乱、纤维化和肌浆钙动力学受损，HCM 患者的舒张功能也降低。二尖瓣水平的 TDI 表明，与生理性 LVH 运动员相比，轻度梗阻性 HCM 患者表现出较低的早期舒张速度（E'＜9cm/s，灵敏度接近 90%）。然而，一些小样本的对比研究表明，纵向收缩和舒张功能的 TDI 指数对检测 HCM 疾病的敏感性较差。重要的是，这些标志物的缺失并不能排除 LVH 运动员存在疾病，因为它们的阴性预测值（NPV）均较低（低于 44%）[10, 11]。

应变成像是一种新兴的技术，心肌应变作为反映左心室功能的指标要优于 LVEF，它可以直接测量到心肌舒张期到收缩期状态的转变信息，可以更早地在临床前期（LVEF 未发生改变前）捕捉到左心室功能异常的信息。有研究观察了 HCM 患者、心肌肥厚的精英运动员和久坐对照组三组不同人群的 GLS，结果表明运动员和对照组之间的 GLS 没有任何差异，但 HCM 患者的峰值应变显著降低。一项来自于将 HCM 久坐者与运动员进行比较的研究结果显示，超过 –10% 的 GLS 对 HCM 诊断的敏感性为 87%，特异性为 95%[12]。国际奥委会建议区分生理性减低和病理性异常的临界值为 –15%[2]。

## （四）心脏磁共振

CMR 已从超声心动图有用的辅助检查，升级成为 HCM 诊断的金标准，尤其对于"灰色地带"的人群而言 [2]。通常建议用于 LVWT ＞ 12mm 且不伴有左心室扩张的运动锻炼者的鉴别诊断。它在鉴别局限于侧壁的心尖肥厚型 HCM 和生理性 LVH 方面优于超声心动图。除了可以对左心室壁厚度、左心室腔室大小和功能以及二尖瓣进行最佳评估外，CMR 还具有评估心肌瘢痕的额外优势。晚期钆强化（LGE）见于约 65% 的 HCM 患者，可以揭示心肌内潜在的纤维化，提示为病理性的 LVH [13]。

## （五）运动负荷测试（三合一心脏评估）

对运动的生理反应是区分生理性 LVH 与病理性 HCM 的有力依据。由于血管张力异常、小血管缺血或劳力性 LVOT 梗阻，约 25% 的 HCM 患者在运动中表现出异常的血压反应 [14]。此外，HCM 患者在运动过程中还可出现 ST 段压低、T 波倒置及室性心律失常。

峰值摄氧量（$VO_2max$）的测定已被证明有助于两者的鉴别 [15]。患有 HCM 的个体可能会受到舒张功能受损、左心室腔小、动态 LVOT 梗阻和冠状动脉微血管疾病的影响，从而导致心内膜下血流的减少。随着运动的进行，运动强度的增加，心肌增加每搏输出量的能力降低，最终导致 CO 相对较低，$VO_2max$ 和 $VO_{2AT}$ 较低 [2]。

另外，表现为生理性 LVH 的运动员，尤其是那些耐力运动员，通常伴有左心室腔的扩大，舒张期左心室充盈增强，从而使得他们能够在整个运动过程中产生并保持较大的每搏输出量和心排血量。$VO_2max$ 通常会＞50ml/（kg·min），或＞120% 的年龄预测值 [2]。然而，这个分界值的确定主要基于白人男性运动员的数据。与超声心动图和心电图一样，非洲运动员和患有 HCM 的运动员的 $VO_2max$ 变化尚未得到验证，因此＞50ml/（kg·min）的判定标准可能并不适用于该人群。

我们中心开展了结合血流动力学的运动心肺 - 动态心排的三合一

心脏评估检查，有限的数据资料提示 VO$_2$max 结合 SV 递增不良或运动过程中 SV 的下降，有助于两者的区别。如下简述两个临床病例。

病例 1：39 岁男性，运动锻炼爱好者，每天跑步 5～7km，配速 6min，月跑量 200km。体检心电图提示左心室肥厚（图 14-3），经过三合一心脏评估，VO$_2$max=28.6，占预计值的 102%，VO$_{2AT}$=24.2，且运动过程中 SV 递增幅度正常（40.4%），考虑是耐力运动导致的心脏适应性改变。

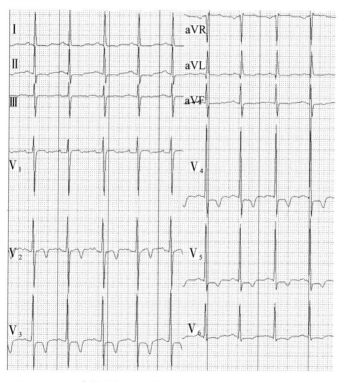

▲ 图 14-3　39 岁跑步锻炼的年轻男性的心电图表现为左心室肥厚

病例 2：31 岁男性，体检发现心电图异常（左心室肥厚，图 14-4），平素不运动，无明显活动后胸闷气紧等症状。经过三合一心脏评估，VO$_2$max=18.9，占预计值的 75%，VO$_{2AT}$=14.6，且运动过程中 SV 递增不良（25.5%），运动过程中出现频发室性早搏，考虑是早期 HCM 表现。予定期复查，半年后确诊为 HCM。

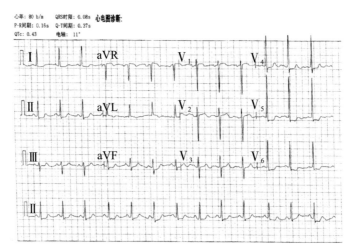

▲ 图 14-4　**31 岁年轻男性体检心电图表现为左心室肥厚**

## （六）其他

**1. 动态心电图（Holter）监测**

在 LVH 运动员进行 Holter 监测期间，频发室性期前收缩（＞2000）或非持续性室性心动过速（NSVT）提示潜在的病理可能性，通常需要进一步的评估，包括影像学和功能性评估（运动负荷测试）。

**2. 遗传学**

在过去的 20 余年中，HCM 的分子遗传学发生了巨大的变化，例如已经确定了 HCM 表型的 12 个基因和 400 多个肌节突变[2]。目前的建议，应该对有 HCM 家族史的个体进行基因检测，而对仅有轻度 LVH 的运动员进行基因检测是有争议的，并且只能在心血管遗传学家的指导下进行。

**3. 去适应（停止训练）**

停止运动 6～8 周通常会逆转运动员心脏的结构和电学变化，心电图复极变化正常化和生理 LVH 退化[16]；而患有 HCM 的运动员会表现出持续的病理表型[17]。虽然这种方法看起来非常实用，但说服运动员停止训练是一项艰巨的任务，因为他们通常会努力保持自己的健康水平、在团队中的位置或通过持续参与来保持收入。去训练模式通常发生在运动员受伤时，因此有一段强制的休息时间，在此期间可以观察到生理变化的逆转。

还有一些学者提出了不同的看法，目前该技术仅在极少数运动员中得到验证，且尚未评估 HCM 运动员左心室壁厚度可能消退的程度，因此该策略的效用仍不清楚。

## 三、临床管理

HCM 患者运动受限的病理生理学很复杂，与多种因素有关，包括舒张功能障碍、LVOTO、二尖瓣反流、自主神经调节障碍和心内膜下缺血。约 1/3 的患者 LVOTO 发生于静息状态，而另外 2/3 的患者会在运动刺激下出现。应该考虑在 HCM 患者和有劳累症状的运动员中进行负荷超声心动图检查（主要是运动负荷），重点是识别和量化 LVOTO[18]。

LVOTO 的治疗策略包括生活方式的建议（包括避免脱水、过量饮酒和某些刺激性药物）、药物治疗（最常见的是非血管扩张性的 β 受体拮抗药、维拉帕米，或偶尔使用丙吡胺）或间隔治疗（酒精消融术或外科手术切除）。值得注意的是，在一项随机对照试验中，这些策略均未被证明能降低 SCD 的发生率，有关体育活动的建议不应受到这些治疗的影响。其他并发症，包括心力衰竭、心房颤动和心源性脑卒中，很少影响到患有 HCM 的运动员。

与 SCD 相关的室性心律失常是患有 HCM 的年轻运动员最危险的并发症，并且可能在没有先前症状的情况下发生。虽然只有少数植入了 ICD 的患者曾经接受过适当的电击治疗，但对于那些被认为高风险的患者仍建议接受植入式 ICD 的一级预防策略[19]。

## 四、预后

美国国家猝死登记处报道，HCM 是美国运动员 SCD 的第一大原因。

然而，这一发现在其他人群中并未得到验证。一项 Meta 分析发现，在年轻人 SCD 事件中，结构正常的心脏比 HCM 更常见。虽然存在一些区域差异，但在所分析的任何亚组（包括运动员）中，HCM 并不是最常见的死亡原因 [20]。

在与患有 HCM 的年轻运动员讨论 SCD 的风险时，最重要的是了解并告知大多数患者的预期寿命是正常的，且大多数 HCM 患者死于与 HCM 无关的原因 [21]。对于那些确实死于与 HCM 相关的原因的人，死亡通常发生在与运动无关的事件中。在一般成人 HCM 人群中，SCD 的年发病率估计约为 1%，而患有 HCM 的年轻运动员的 SCD 估计风险与一般 HCM 人群相当 [18]。

遗憾的是，目前对 HCM 患者 SCD 风险的预测体系仍不完善。既往 SCA 复苏史、心室颤动或 VT 是后续不良事件的最强预测因素，年化事件发生率约为 10%。其他与 SCD 风险增加相关的因素被认为具有较低的阳性预测价值，根据这些风险因素（一个或多个）预测的高风险人群，植入 ICD 的年出院率约为 4%。

在 Maron 等最近完成的一项纵向观察中 [22]，对 2094 例 HCM 患者进行了 17 年的随访，以评估根据 SCD 危险因素建立的预测模型对预防性植入 ICD 策略指导的可靠性。这些风险因素是基于传统和更新的 SCD 风险因素的组合。传统风险因素包括：① 50 岁及以下的一级亲属有 SCD 家族史，且被判断为肯定或可能与 HCM 相关；② LV 壁厚≥30mm 的显著性 LVH；③ 5 年内发生的无法解释的晕厥，且不太可能是神经介导性晕厥；④ NSVT（定义为心率＞130 次 / 分的 3 个或 3 个以上心搏的 NSVT，或在 24～48h 的监测期间发生过起码一次超过 10 个心搏的 NSVT）。更新的风险因素指标包括：①通过 CMR 评估到 LGE 超过左心室质量的 15%；② LVEF＜50%；③左心室心尖动脉瘤。使用该预测模型，植入 ICD 的患者中有 15.6% 的个体经历了恰当的放电治疗；有 5 例没有植入 ICD 的患者发生了猝死（2 例拒绝 ICD 植入，2 例没有风险因素，1 例患有心尖动脉瘤）。总体而言，2094 例患者中只有 2 人（0.2%）在没有危险因素的情况下发生了 SCD，这一比例与普通人群相似[22]。虽然运动员和非运动员之间的区别不是本研究的目的，但我们可以大胆地假设在如此大的队列中（并且还有一些人继续锻炼），这种风险预测模型几乎囊括了所有可能具有 SCD 风险的人。

值得注意的是，ESC 对于 HCM 患者 5 年 SCD 的风险评分模型，在识别该研究中的高危患者方面的敏感性要低得多。我们的观点是，基于 HCM 临床表现的异质性，其 SCD 风险也不统一，因此要注重个体化评估，大多数患者可以合理地归类为没有上述风险因素的"低风险"类别[23]。

## 五、HCM 患者运动的获益

对于 HCM 的患者人群，大部分的关注点都聚焦于避免运动诱发的潜在的室性心律失常，而很少有人关注运动的益处。其实运动已经被证明可以改善几乎所有心脏疾病的预后。与对照组相比，HCM 患者久坐生活方式的比例增高，体重指数增加，超过 50% 的 HCM 患者未达到指南推荐的最低体力活动标准[24]。现已证实这些运动限制会对情绪健康和社会融合产生负面影响。

运动悖论描述了一个事实，即在正常人和心脏病患者中，剧烈运动期间 SCA 的风险会短暂增加（比例很小），但规律性运动又与总体死亡率显著降低相关。这是否同样适用于 HCM 患者？美国克利夫兰医学中心进行的一项对 426 名 HCM 患者运动评估的随访研究中［平均（8.7±3）年］发现，可以达到＞100% 最大年龄预测心率的患者，其事件发生率为 1%，而未能达到 85% 预测心率的患者，其事件发生率为 12%[25]。研究提示通过定期锻炼可以实现和维持更高的心肺功能和良好预后。HCM 患者久坐不动的生活方式会导致心肺功能下降，这与长期不良预后密切相关。

人们可能还会担忧，运动可能会加速心肌肥大和纤维化，并加重舒张功能障碍和导致整体疾病的进展。然而，大量证据表明运动对健康个体的心室顺应性有益，这似乎也适用于患有 HCM 的个体[26, 27]。

HCM 的小鼠模型表明，运动训练可以减少纤维化和心肌细胞紊乱，这表明运动可以预防甚至部分逆转 HCM 的病理表型 [28]。一项前瞻性、非随机对照试验将 20 名 HCM 患者纳入一项结构性锻炼计划 [29]，平均进行 41h 中等强度运动，结果显示运动能力显著改善 ［代谢当量值为（4.7 ± 2.2）～（7.2 ± 2.8）］。RESET-HCM 试验是一项多中心随机对照试验 [27]，共有 136 名 HCM 患者接受了为期 16 周的中等强度运动训练或常规活动。与对照组相比，运动组患者的运动能力略有改善，与生活质量的改善相关，且无任何不良影响。虽然这些数据没有解决 HCM 患者剧烈竞技运动的安全性问题，但它们确实凸显了 HCM 患者定期进行低 – 中等强度运动的安全性和显著益处。

## 六、当前对 HCM 运动参与的建议

运动，尤其是高强度运动，会导致 VO$_2$ 增加、自主神经张力、血容量和电解质水平的改变，以及儿茶酚胺激增。运动诱发的 LVOTO 加重将进一步增加左心室壁应力，这可能会加剧冠状动脉发育不良的肥厚心肌的缺血。在心肌细胞紊乱和纤维化导致的促心律失常基质的情况下，人们担心这些生理应激源可能导致恶性心律失常和 SCD 的发生。如前所述，美国国家猝死登记处报道，HCM 是美国运动员 SCD 的头号原因，这加剧了人们的担忧 [30]。目前 AHA/ACC 对患有心血管异常的竞技运动员的资格和取消资格建议( 以下简称资格建议 )指出 [23]，"存在潜在的（通常是未被怀疑的）HCM 的情况下，参加高强度竞技运动本身可能促进 VT/ 心室颤动，这可以作为一个独立（但可控）的危险因素，即使该个体没有其他传统的风险标志物"；然而，几乎没有客观证据支持这一观点，尤其是在低风险人群中。

1994 年，Maron 等首先描述了一组 14 名患有 HCM 的运动员，他们中的大多数人在国家级、学院级或专业级水平上顺利完成了平均 15 年的比赛 [31]。在 ICD 运动员登记处 [32]，Lampert 等注意到，患有 HCM 且植入 ICD 的运动员在继续参加运动的情况下，在比赛期间 ICD 的放

电发生率与在娱乐活动期间相似。Pelliccia 等对 35 名患有 HCM 的运动员进行了为期 9 年的随访[33]，其中 20 人在确诊后暂停运动，15 人选择保持体育锻炼，甚至还参加比赛，两组预后没有差异，但心肺功能强的 HCM 患者的事件发生率最低。综上所述，这些数据表明，并非所有 HCM 患者都是 SCD 的高风险人群。

尽管有这些研究数据的支持，2015 年 ACC/AHA 资格建议还是比较保守地提出"具有可能或明确临床表现和 HCM 诊断的运动员不应参加大多数竞技运动，但低强度运动（ⅠA 类运动）除外（Ⅲ类；C 级证据）[34]。"但最近公布的 ESC 指南对这种不加区别的方法提出了挑战[35]，他们指出，"在所有受影响的个体中，全面地限制竞技运动可能是不合理的，在考虑到运动员的年龄、诊断前的竞技运动水平、持续时间及 SCD 的常规风险因素后，对运动参与采取更个体的方法可能是合理的。"因此，他们建议 HCM 临床表现较轻、低风险评分的成年运动员可以在完成详细评估和共同决策过程后参与体育运动。2020 AHA/ACC 肥厚型心肌病患者诊断和治疗指南也提出[36]，对于大多数 HCM 患者，轻度至中等强度的休闲运动是有益的；参加低强度竞技运动是合理的；所有患有 HCM 的运动员，在进行全面评估和共同决策讨论后，可以考虑参加高强度的娱乐活动或中高强度的竞技体育活动，并每年评估 1 次。

## 小结

虽然大多数运动员的 LVH 都在正常范围内，但一小部分运动员的最大 LVWT 处于灰色地带内；有时 HCM 患者的临床表现有可能与高强度运动训练的生理适应相重叠。了解运动员的预期心脏肥厚的范围，以及对测试的严格评估，有助于临床医生区分这两类人群。我们的经验是，对于休闲运动参与者（主要是跑步与游泳），以 LVWT≤12mm 为界。通常绝大多数 HCM 患者不能长时间增加每搏输出量并且心肺功能相对较低。

HCM 最可怕的并发症是 SCD，但 HCM 患者中存在可识别的 SCD 风险预测因素，大多数没有这些风险因素的个体的预期寿命正常。由于担心运动可能引发 SCD，有关运动和运动参与的建议一直是限制性的，并且没有区分低风险和高风险个体。这导致 HCM 患者久坐不动的生活方式比例更高，生活质量更低，肥胖风险及所有固有风险增加。最新的数据强调了 HCM 患者定期进行低强度和中等强度运动的安全性和显著获益。

# 参考文献

[1] Maron BJ. Hypertrophic cardiomyopathy and other causes of sudden cardiac death in young competitive athletes, with considerations for preparticipation screening and criteria for disqualification[J]. Cardiol Clin, 2007, 25(3): 399–414.

[2] Mathew G. Wilson, Jonathan A. Drezner and Sanjay Sharma. IOC Manual of Sports Cardiology[M]. Hoboken: John Wiley & Sons, Ltd, 2017.

[3] Vinereanu D, Florescu N, Sculthorpe N, et al. Differentiation between pathologic and physiologic left ventricular hypertrophy by tissue doppler assessment of long-axis function in patients with hypertrophic cardiomyopathy or systemic hypertension and in athletes[J]. Am J Cardiol, 2001, 88(1): 53–58.

[4] Basavarajaiah S, Boraita A, Whyte G, et al. Ethnic differences in left ventricular remodeling in highly-trained athletes relevance to differentiating physiologic left ventricular hypertrophy from hypertrophic cardiomyopathy[J]. J Am Coll Cardiol, 2008, 51(23): 2256–2262.

[5] Moss AJ, Davis HT, DeCamilla J, et al. Ventricular ectopic beats and their relation to sudden and nonsudden cardiac death after myocardial infarction[J]. Circulation, 1979, 60(5): 998–1003.

[6] Axel Pressler, Josef Niebauer. Textbook of Sports and Exercise Cardiology[M]. Cham: Springer Nature Switzerland AG, 2020.

[7] Sharma S, Elliott PM, Whyte G, et al. Utility of metabolic exercise testing in distinguishing hypertrophic cardiomyopathy from physiologic left ventricular hypertrophy in athletes[J]. J Am Coll Cardiol, 2000, 36(3): 864–870.

[8] Pelliccia A, Maron BJ, De Luca R, et al. Remodeling of left ventricular hypertrophy in elite athletes after long–term deconditioning[J]. Circulation, 2002, 105(8): 944–949.

[9] Caselli S, Maron MS, Urbano-Moral JA, et al. Differentiating left ventricular hypertrophy

in athletes from that in patients with hypertrophic cardiomyopathy[J]. Am J Cardiol, 2014, 114(9): 1383–1389.

[10]　Vinereanu D, Florescu N, Sculthorpe N, et al. Differentiation between pathologic and physiologic left ventricular hypertrophy by tissue doppler assessment of long-axis function in patients with hypertrophic cardiomyopathy or systemic hypertension and in athletes[J]. Am J Cardiol, 2001, 88(1): 53–58.

[11]　Malhotra A, Sheikh N, Dhutia H, et al. Differentiating physiological left ventricular hypertrophy from hypertrophic cardiomyopathy in athletes: proposed echocardiographic protocol[J]. Heart, 2014, 100(Suppl. 3): A52.

[12]　Butz T, van Buuren F, Mellwig KP, et al. Two-dimensional strain analysis of the global and regional myocardial function for the differentiation of pathologic and physiologic left ventricular hypertrophy: a study in athletes and in patients with hypertrophic cardiomyopathy[J]. Int J Cardiovasc Imaging, 2011, 27(1): 91–100.

[13]　Moon J, Fisher NG, McKenna WJ, et al. Detection of apical hypertrophic cardiomyopathy by cardiovascular magnetic resonance in patients with non-diagnostic echocardiography[J]. Heart, 2004, 90(6): 645–649.

[14]　Kawasaki T, Azuma A, Kuribayashi T, et al. Vagal enhancement due to subendocardial ischemia as a cause of abnormal blood pressure response in hypertrophic cardiomyopathy[J]. Int J Cardiol, 2008, 129(1): 59–64.

[15]　Sharma S, Elliott PM, Whyte G, et al. Utility of metabolic exercise testing in distinguishing hypertrophic cardio-myopathy from physiologic left ventricular hypertrophy in athletes[J]. J Am Coll Cardiol, 2000, 36(3): 864–870.

[16]　Basavarajaiah S, Wilson M, Junagde S, et al. Physiological left ventricular hypertrophy or hypertrophic cardiomyopathy in an elite adolescent athlete: role of detraining in resolving the clinical dilemma[J]. Br J Sports Med, 2006, 40(8): 727–729; discussion 729.

[17]　Pelliccia A, Maron BJ, De Luca R, et al. Remodeling of left ventricular hypertrophy in elite athletes after long-term deconditioning[J]. Circulation, 2002, 105(8): 944–949.

[18]　Alpert C, Day SM, Saberi S. Sports and exercise in athletes with hypertrophic cardiomyopathy[J]. Clin Sports Med, 2015, 34(3): 489–505.

[19]　Catto V, Dessanai MA, Sommariva E, et al. S-ICD is effective in preventing sudden death in arrhythmogenic cardiomyopathy athletes during exercise[J]. Pacing Clin Electrophysiol, 2019, 42(9): 1269–1272.

[20]　Ullal AJ, Abdelfattah RS, Ashley EA, et al. Hypertrophic cardiomyopathy as a cause of sudden cardiac death in the young: a meta–analysis[J]. Am J Med, 2016, 129(5): 486–496.e482.

[21]　Maron BJ, Rowin EJ, Casey SA, et al. What do patients with hypertrophic cardiomyopathy die from[J]? Am J Cardiol, 2016, 117(3):434–435.

[22] Maron MS, Rowin EJ, Wessler BS, et al. Enhanced American College of Cardiology/ American Heart Association strategy for prevention of sudden cardiac death in high-risk patients with hypertrophic cardiomyopathy[J]. JAMA Cardiol, 2019, 4(7): 644–657.

[23] David J. Engel, Dermot M. Phelan. Sports Cardiology:Care of the Athletic Heart from the Clinic to the Sidelines[M]. Cham: Springer Nature Switzerland AG, 2021.

[24] Reineck E, Rolston B, Bragg-Gresham JL, et al. Physical activity and other health behaviors in adults with hypertrophic cardiomyopathy[J]. Am J Cardiol, 2013, 111(7): 1034–1039.

[25] Masri A, Pierson LM, Smedira NG, et al. Predictors of long–term outcomes in patients with hypertrophic cardiomyopathy undergoing cardiopulmonary stress testing and echocardiography[J]. Am Heart J, 2015, 169(5): 684–692.e681.

[26] Bhella PS, Hastings JL, Fujimoto N, et al. Impact of lifelong exercise "dose" on left ventricular compliance and distensibility[J]. J Am Coll Cardiol, 2014, 64(12): 1257–1266.

[27] Saberi S, Wheeler M, Bragg-Gresham J, et al. Effect of moderate–intensity exercise training on peak oxygen consumption in patients with hypertrophic cardiomyopathy: a randomized clinical trial[J]. JAMA, 2017, 317(13): 1349–1357.

[28] Konhilas JP, Watson PA, Maass A, et al. Exercise can prevent and reverse the severity of hypertrophic cardiomyopathy[J]. Circ Res, 2006, 98(4): 540–548.

[29] Klempfner R, Kamerman T, Schwammenthal E, et al. Efficacy of exercise training in symptomatic patients with hypertrophic cardiomyopathy: results of a structured exercise training program in a cardiac rehabilitation center[J]. Eur J Prev Cardiol, 2015, 22(1): 13–19.

[30] Maron BJ, Doerer JJ, Haas TS,et al. Sudden deaths in young competitive athletes: analysis of 1866 deaths in the United States, 1980–2006[J]. Circulation, 2009, 119(8): 1085–1092.

[31] Maron BJ, Klues HG. Surviving competitive athletics with hypertrophic cardiomyopathy [J]. Am J Cardiol, 1994, 73(15): 1098–104.

[32] Lampert R, Olshansky B, Heidbuchel H, et al. Safety of sports for athletes with implantable cardioverter-defibrillators: results of a prospective, multinational registry[J]. Circulation, 2013, 127(20): 2021–2030.

[33] Pelliccia A, Lemme E, Maestrini V, et al. Does sport participation worsen the clinical course of hypertrophic cardiomyopathy? Clinical outcome of hypertrophic cardiomyopathy in athletes[J]. Circulation, 2018, 137(5): 531–533.

[34] Maron BJ, Udelson JE, Bonow RO, et al. Eligibility and disqualification recommendations for competitive athletes with cardiovascular abnormalities: task force 3: hypertrophic cardiomyopathy, arrhythmogenic right ventricular cardiomyopathy and other cardiomyopathies, and myocarditis: a scientific statement from the American Heart Association and American College of Cardiology[J]. J Am Coll Cardiol, 2015, 66(21): 2362–

2371.

[35] Pelliccia A, Solberg EE, Papadakis M, et al. Recommendations for participation in competitive and leisure time sport in athletes with cardiomyopathies, myocarditis, and pericarditis: position statement of the Sport Cardiology Section of the European Association of Preventive Cardiology (EAPC)[J]. Eur Heart J, 2019, 40(1):19–33.

[36] Writing Committee M, Ommen SR, Mital S, et al. AHA/ACC Guideline for the diagnosis and treatment of patients with hypertrophic cardiomyopathy: a report of the American College of Cardiology/American Heart Association Joint Committee on clinical practice guidelines[J]. J Am Coll Cardiol, 2020, 76(25): 3022–3055.

# 第15章 中老年运动员心血管疾病筛查

**学习目标**

1. 了解 CAD 导致运动相关 SCD 的机制。
2. 掌握中老年运动员运动前的心血管筛查。
3. 熟悉久坐不动和身体活跃的中老年人的心血管评估。
4. 掌握对确诊 CAD 的运动员的管理。

众所周知，运动可以显著降低缺血性心脏病和急性冠状动脉事件的风险。然而，在潜在冠心病的情况下，剧烈运动期间 SCA/SCD 的风险也会短暂增加（虽然比例很小）。如前所述，35 岁对于高水平运动员而言是一个重要的"分水岭"，35 岁以上的运动者中，最常见的死因是冠心病。但 SCD 并非只青睐专业运动员，更常发生于未经训练的个体，如在所有与体育相关的 SCD 中，94% 发生在休闲运动群体中。在过去的 20 年中，参加竞技体育和有组织的大众耐力运动项目（如马拉松、越野赛等）的中老年人数显著增加，尤其是那些年龄在 40 岁以上、运动背景和锻炼习惯与传统竞技运动员明显不同的人。这种趋势意味着参加高强度耐力运动的人群中将会有更大可能性发生心脏不良事件。

医学界一直关注这一运动悖论，以确保患有冠心病的运动者可以通过运动而获益，同时将不良事件的风险降至最低。虽然我们对不经常锻炼的个体进行运动的行为表示赞赏，但这些"周末勇士"可能具有更高的运动相关 SCD 风险，当务之急是如何降低这一群体发生不良心脏事件的风险。CAD 是一种进展性的疾病，可能不会引起明显的症状，但我们可以通过一些方法来识别 SCD 高风险的个体。

## 一、运动锻炼的风险与获益

现有的大多数建议推荐成年人每周至少进行 150min 的中等强度有氧运动，这种水平的运动锻炼已被证实可带来显著的健康获益，包括减少 50% 的 CAD 引起的不良心脏事件发生率和降低死亡率。值得注意的是，更剧烈的运动可能会带来更多的健康益处，如血脂水平的降低和 VO$_2$max 的提高，因此也推荐每周至少 75min 的较高强度的有氧运动。

然而，大量的研究数据表明，CAD 患者在运动期间发生心脏事件的风险会增加 2～56 倍，在这一人群中运动的风险收益比在个体之间会有很大差异。一般来说，那些有多种危险因素、既往久坐不动的个体，如果贸然参加高强度运动锻炼发生事件的风险最高。AHA 和 ESC 都提出了在老年人参与体育运动之前对其进行评估的建议，可以先通过初步的自我评估来识别那些可能的高危个体，并由心血管专家进行后续的心脏评估。

## 二、CAD 导致运动相关 SCD 的机制

虽然 CAD 导致运动相关 SCD 的最终表现可能是缺血性室性心律失常，但其根本原因仍不确定。运动期间发生 SCD 的风险随着运动强度和年龄的增加而增加，在美国的一项研究中，25—35 岁的年轻人中有 43% 的死亡归因于 CAD，而运动本身就是一个触发因素[1]。

运动诱发缺血性室性心律失常可能涉及三种不同的潜在机制。首先是易损斑块破裂的传统模型。易损斑块是一种富含脂质和巨噬细胞的动脉粥样硬化，其上覆有一层薄薄的纤维帽。运动诱导的交感神经激活、剪切应力的急性增加或止血通路的激活可能会导致斑块破裂[2]。对患有严重 CAD 的男性进行的尸检分析表明，与在休息状态下发生死亡的患者相比，在那些由于运动或者情绪压力导致死亡的患者中，急性斑块破裂的发生率更高（68% vs. 23%，$P < 0.001$）[3]。

其次，运动相关的缺血可能是由剧烈运动期间的血液供需不平衡引起的。支持这一理论的是一项观察性研究：在少数发生 SCA 的幸存马拉松运动员中进行的即刻冠状动脉造影显示冠状动脉高度狭窄，但并没有斑块破裂的证据[4]。

最后，高强度运动引起的压力可能导致慢性炎症、内皮功能障碍、斑块侵蚀，加上运动引起的动脉血管收缩和血小板聚集等机制，可能会导致急性冠状动脉综合征的发生发展[5,6]。

## 三、中老年运动员心血管疾病筛查及管理

### （一）运动前的心血管筛查

通常情况下，出于对运动相关心脏不良事件的担心，一部分运动员（尤其是休闲运动员）会在启动较高强度运动锻炼计划前主动寻求医疗帮助或进行健康体检。CAD 筛查评估的目的是将运动期间可能引发的心肌缺血或心脏事件的风险降至最低。减轻运动性缺血的风险不仅取决于动脉粥样硬化疾病的潜在负担，还取决于运动剂量（即预期运动强度、持续时间和运动量）。事实上，心脏评估和运动处方都应该根据个人情况量身定制。在目前的建议中，筛查的第一步是使用经过验证的问卷进行自我评估（由个人或非专业医生完成），如 AHA 参与前问卷或身体活动准备问卷（PAR-Q）。这种自我评估方法可以应用于普通人群，最大限度地减少运动锻炼阻碍[1]。

病史询问应确定是否存在可能代表严重 CAD 的症状，如体力活动期间的胸痛、劳力性气促或呼吸困难、心悸，甚至运动耐力下降。此外，运动刚开始时出现的胸痛在持续运动后 5min 内消失，被称为"热身性心绞痛"，这是运动员 CAD 的另一个重要特征[7]。运动几分钟后疼痛消失的原因可能是全身动脉血管扩张和左心室后负荷的降低，导致心肌耗氧量减少。

病史询问还应包括详细的心血管风险评估。如果个人对 PAR-Q 问

卷中的任何问题给予了"肯定"的答案，则应由相关专业的医生（如心血管、全科等）使用传统的风险评分，如 Framingham 风险评分或 ESC 系统性冠状动脉风险评估（SCORE 评分），对其进行更彻底的评估。心血管风险评估模型（全球 CV 风险评分）的组成部分通常包括高脂血症、高血压、糖尿病、肥胖、吸烟和家族史，是评估缺血性事件风险的有价值的工具，可以在运动员和普通人群中使用。由于并非所有危险因素都是 ESC/Framingham 风险评分的一部分，因此还必须考虑其他主要风险因素，如家族史和个人健康水平。研究表明，久坐不动、身材瘦削的女性比身体活跃、超重的女性患心血管疾病的风险更高。

对于专业运动员而言，还需要询问是否使用了可以提高成绩的药物，如合成雄激素（AAS）。超生理剂量的 AAS 与年轻运动员的急性心肌梗死相关 [8, 9]，还会损害冠状动脉内皮功能，并显著降低高密度脂蛋白胆固醇（HDL-c），增加低密度脂蛋白胆固醇（LDL-c）。研究发现，使用 AAS 的男性举重运动员比不使用 AAS 的男性举重运动员表现出更高的冠状动脉斑块体积，并且使用 AAS 的终身剂量与冠状动脉粥样硬化负荷密切相关 [10]。

患有稳定性 CAD 或无症状个体的静息 ECG 通常是正常的，因此对于中老年运动员而言，运动负荷测试（踏车或平板）可以提高 CAD 的诊断率，揭示心肌缺血的症状或 ECG 特征。建议具有至少一个主要危险因素的情况下，超过 40 岁的男性和 50 岁的女性都进行极量运动测试。此外，无论有无危险因素，任何有潜在 CAD 症状或年龄大于65 岁的大师级运动员都建议进行运动测试。然而，使用运动测试来评估无症状个体和中老年运动员的 CAD 风险也一直存在争议，主要是因为存在假阴性和假阳性结果的可能性。如前所述的缺血裂隙的原理，缺血性心电图及缺血的临床症状最易识别，但血流动力学的改变更早，可以帮助我们早期识别。因此结合运动过程中血流动力学的变化综合判断，有助于改善检测的假阳性和假阴性的情况。

需要强调的是，在评估运动员的运动耐力的时候，临床医生必须使用"相对强度"的概念进行评估和解析。通俗地说，对于不同的个体，同一种运动（如步行）可能具有不同的相对强度，这取决于他们当前的心肺功能和 $VO_2max$。例如，快步行走对于健康的运动员来说是低强度的运动，对于普通人来说可以是中等强度的运动，而对于年长者或未久坐不动的个体而言其至可以是较高强度的运动。当中老年男性经历过心脏事件后，$VO_2max$ 可以显著减低，此时在平地上快步行走可能相当于高强度运动。

对计划参加体育活动的老年人进行心脏筛查和评估的基本原则是识别心血管事件风险较高的人，并为他们提供适当的运动建议——鼓励安全地参与运动，而不是给运动参与增加不必要的障碍。为了评估实际运动锻炼的相对强度，建议使用与最大心率百分比相关的自我评估，还可以测量实际心率（如使用运动手表 / 手环）。这种评估法的不足之处在于，为了准确评估相对的运动强度，必须了解个人在运动中的最大心率。因此对于病史和风险评估为较高风险的个体，可以先进行运动负荷测试（结合血流动力学），再制订个体化的运动处方。总的来说，中老年人在启动运动锻炼计划之前所需的心血管评估和筛查程度取决于 3 个参数：个人风险状况、既往身体活动的习惯程度、预期的运动类型（体力活动水平）。

如果运动试验异常，应进行冠状动脉 CTA 或诊断性冠状动脉造影，以更好地确定动脉粥样硬化性 CAD 的负担。

（二）对久坐不动的中老年人的评估

希望进行低强度体育活动（<3.0MET，如散步）的健康老年人，即使既往缺乏运动，也无须进一步评估。然而，在进行常规中高强度运动（3~6METs）之前，久坐不动的老年人应该进行极量运动测试，测试正常的个体可以进行中等强度甚至较高强度的运动训练。而运动试验异常（例如，显示可诱发缺血、恶性心律失常、血压反应异常或体能严重下降）者需要心血管专家进一步评估[11]。当然，心血管评估应根据个体情况定期复查。

### （三）对身体活跃的中老年人的评估

与具有相同 ESC/Framingham 风险评分的久坐不动的个体相比，体力活跃的个体在运动期间发生心血管并发症的风险较低。因此，年龄超过 35 岁的无症状活动个体不需要心血管评估即可参与低强度活动。而希望参加中等以上强度体力活动或继续保持该水平体力活动的身体活跃的个体应首先通过自我评估问卷（如 PAR-Q）进行自我评估。自我评估有症状或有 CVD 病史的个体应由心血管医生进一步评估。

而对于正在考虑或已经从事高强度（>6METs）活动的身体活跃的个体应接受心血管医生的详细评估，包括没有症状或已知的 CAD 危险因素的个体，并建议这一人群接受极量运动测试[1, 11]。随着越来越多的中老年人和具有危险因素的个体开始参加竞技性耐力运动及比赛，预计患有潜在亚临床 CAD 的数量将会增加，运动测试呈阳性的患者数量也会增加。接下来应由心血管医生决定下一步的评估方案，包括超声心动图、冠状动脉 CTA、冠状动脉造影、动态心电图监测，以及生化和其他标志物的检测。

### （四）冠心病运动员进行运动负荷试验的局限性

虽然运动测试对于了解 CAD 负荷很重要，但它在这一人群中还有一定的局限性[11]。例如，虽然运动测试能够在心排血量增加和严重狭窄的情况下检测到血流限制，但它无法识别易损斑块。因此，运动负荷试验在预测心绞痛方面很有用，但对急性斑块破裂和梗死的预测能力较差。考虑到运动诱发的冠状动脉急性事件，阴性结果可能会让人误以为没有风险。

还应该注意的是，运动员进行运动测试与一般人群不同，尤其是耐力运动员，他们的运动能力远高于普通人群。此外，最大心率的计算具有很大的标准偏差[12]。因此，运动员的运动测试应该根据最大运动能力而不是心率标准来终止，因为后者可能会导致测试过早终止。我们还需要了解并认识到所谓"正常"的 MET 或 $VO_2max$ 可能在普通人群意味着身体状况良好，但在运动员群体可能提示相对的功能障碍。因此，结合血流动力学的运动测试并定期评估很重要。

### （五）确诊 CAD 运动员的管理

无论患者的运动状态如何，对已确诊的 CAD 患者的管理是相似的，目的都是为了降低心血管事件的风险、改善预后、最大限度地提高心血管健康和功能 [13, 14]。管理的关键原则包括改变生活方式、患者教育、药物治疗和心脏康复相结合。即使对运动员群体来说，改变生活方式和心脏康复也至关重要。

在急性冠状动脉事件发生后或血供重建术后，做出运动员是否可以恢复剧烈运动的决策具有一定的难度。根据 ACC/AHA 指南，在急性心肌梗死或冠状动脉血供重建术（Ⅱb 级，证据等级 C）后至少 3 个月内，禁止运动员参加竞技体育是合理的 [15]。即使在 3 个月后，重返赛场的决定也必须基于心脏康复的状况及事件复发的详细风险分层。

虽然参加竞争性运动可能具有风险，但心肌梗死后早期开始的运动计划可以改善神经激素过程，保护心脏功能，并可降低心肌梗死后的死亡率 [16, 17]。锻炼计划还可以改善内皮功能、血管重塑和骨骼肌的能量利用，这对冠心病、高血压、糖尿病患者都有益。心脏康复是一个有价值的工具，不仅可以让运动员在赛后安全地参与运动，还可以评估他们是否有资格参加更激烈的活动。事件复发的风险分层应包括评估静息左心室射血分数、运动能力、运动诱导的缺血程度、残余冠状动脉狭窄的存在和血供重建手术成功与否 [7]。

康复阶段的运动处方可以通过 6min 步行试验、标准的运动负荷测试或理想情况下的心肺运动测试（CPET）来指导。CPET 提供了 $VO_2max$ 的数值，可用作评估心血管对特定训练计划反应的基准 [1]。此外，氧脉曲线的形状，或在不同 $VO_2$ 水平下直接测量的心排血量（如 HD-ICG 技术测定的无创心排血量），在适当的情况下还可以作为缺血的替代标记 [18]。反过来，这些指标也可以指导个体的非缺血状态下的运动量。如运动员计划在康复后增加训练强度，重复进行运动心肺 –

心排的三合一评估或运动心电 – 心排的二合一评估，对于评估适应程度和心血管重塑非常重要。这一重复评估还提供了有关未来更大强度运动训练安全性的关键信息。

### （六）耐力运动员的冠状动脉钙化（CAC）

关于运动在运动员 CAC 发展中的作用及其临床意义一直存在着争论。与年龄和危险因素匹配的对照组相比，男性马拉松"老手"的冠状动脉 CT 扫描显示 CAC 程度更高[19]。然而，对这项研究的更深入分析表明，1/2 的马拉松运动员曾经是吸烟者。此外，在 4 名 CAC 分数较高的缺血性冠状动脉事件患者中，3 人有吸烟和高血压病病史，2 人有血脂异常。这些动脉粥样硬化危险因素的普遍存在，导致了高水平耐力运动与冠状动脉疾病之间的复杂关系。

当对资深耐力运动员进行更严格的动脉粥样硬化风险因素筛查时，研究结果一致表明，与年龄和风险因素相匹配的久坐对照组相比，这一群体 CAC 负担更高[20, 21]。此外，在一项对全美 8 名参赛者（140d 的步行比赛）的纵向研究中[22]，所有人在基线检查时都有冠状动脉粥样硬化，4 名参赛者在比赛后显示出非钙化斑块体积增加。在没有基线冠状动脉粥样硬化的跑步者中并未观察到斑块体积的增加。这些发现强调了在这些"弱势"个体中，进行极限耐力运动可能加速冠状动脉斑块的发展。

虽然这些数据提供了一些强有力的案例，将 CAC 与男性运动员的高水平耐力运动联系起来，但我们还需考虑运动员冠状动脉斑块增大的临床意义。首先，大多数资深耐力运动员没有冠状动脉斑块，少数存在斑块的个体其形态主要表现为钙化。在非运动人群中，钙化斑块被认为可以防止斑块破裂，并和较低的冠状动脉事件相关。其次，有研究发现在 CAC 评分高的无症状患者中，运动似乎起到了保护作用，而运动量不足会显著增加死亡风险[23, 24]。因此，虽然有学者提出运动员中的 CAC 可能代表运动诱发缺血事件的风险增加，但我们同样可以合理地怀疑，钙化斑块代表易患 CAD 的个体中先前存在的易损斑块，通过运动诱发重塑的过程。有趣的是，身体活跃和久坐不动的女性之间 CAC 得分没有差异[20]，与对照组相比，女性运动员的冠状动脉粥样硬化患病率较低。然而，应该指出的是，关于女性运动员的运动剂量与冠状动脉疾病之间关系的数据很少，而且对以男性为主的运动员的研究结果不能直接外推到女性身上。随着冠状动脉疾病的多模态成像的不断改进，未来有可能更深入地了解这种表型的临床意义。

需要强调的是，比运动测试更重要的是确保成年运动员了解心脏病的前驱症状。在一项研究中，约 36% 的 SCA 患者在 SCA/SCD 前有胸痛或上腹部不适的症状[11]。许多运动员和临床医生对典型的热身性心绞痛并不重视，因为它出现在运动早期，但随着运动的进行，症状会逐渐缓解，患者可以有正常或接近正常的运动表现。对临床医生和运动员进行有关这些问题的教育可能有助于减少与运动相关的急性心血管事件。

## 小结

迄今为止，CAD 是中老年运动员 SCD 最常见的原因。几十年来，人们一直致力于研究普通人群的动脉粥样硬化性冠状动脉疾病，而最近几年我们才开始在运动员群体中关注这种疾病。评估中老年运动群体的 CAD 及其风险在运动心脏病学实践中越来越普遍，并且通常具有挑战性。运动测试仍然是一个重要的工具，提供有关心肺健康、血压反应和运动相关心律失常的信息。运动测试还为最佳个人体力活动强度提供指导。因此，使用合适的评估方法定期评估心肺健康水平应该是这些人定期随访的一部分。更重要的是，医生和运动参与者都应该意识到运动并不能使他们对冠心病和 SCA/SCD 产生"免疫"，我们应该像对非运动员患者一样，使用传统的风险评分来指导生活方式并给予治疗建议。

根据我们中心的经验，建议 ASCVD 患者通过运动负荷试验（结合血流动力学的心脏评估）对其左心室功能、运动耐力和心电稳定性进行评估，制订个体化运动处方后再进行运动。尤其是合并糖尿病、45 岁以上的男性、55 岁以上的女性及具有主要 ASCVD 风险因素的人群均应进行运动前风险评估。

# 参考文献

[1] David J. Engel , Dermot M. Phelan. Sports Cardiology:Care of the Athletic Heart from the Clinic to the Sidelines[M]. Cham: Springer Nature Switzerland AG, 2021.

[2] Libby P, Pasterkamp G. Requiem for the "vulnerable plaque"[J]. Eur Heart J, 2015, 36(43): 2984–2987.

[3] Burke AP, Farb A, Malcom GT,et al. Plaque rupture and sudden death related to exertion in men with coronary artery disease[J]. JAMA, 1999, 281(10): 921–926.

[4] Kim JH, Malhotra R, Chiampas G, et al. Cardiac arrest during long–distance running races[J]. N Engl J Med, 2012, 366(2): 130–140.

[5] Sugiyama T, Yamamoto E, Bryniarski K,et al. Nonculprit plaque characteristics in patients with acute coronary syndrome caused by plaque erosion vs plaque rupture: a 3-vessel optical coherence tomography study[J]. JAMA Cardiol, 2018, 3(3): 207–214.

[6] Crea F, Libby P. Acute coronary syndromes: the way forward from mechanisms to precision treatment[J]. Circulation, 2017, 136(12): 1155–1166.

[7] Parker MW, Thompson PD. Assessment and management of atherosclerosis in the athletic patient[J]. Prog Cardiovasc Dis, 2012, 54(5): 416–422.

[8] McNutt RA, Ferenchick GS, Kirlin PC,et al. Acute myocardial infarction in a 22-year-old world class weight lifter using anabolic steroids. Am J Cardiol, 1988, 62(1): 164.

[9] Ferenchick GS, Adelman S. Myocardial infarction associated with anabolic steroid use in a previously healthy 37-year-old weight lifter[J]. Am Heart J, 1992, 124(2): 507–508.

[10] Baggish AL, Weiner RB, Kanayama G,et al. Cardiovascular toxicity of illicit anabolic-androgenic steroid use[J]. Circulation, 2017, 135(21): 1991–2002.

[11] Axel Pressler, Josef Niebauer. Textbook of Sports and Exercise Cardiology[M].Cham: Springer Nature Switzerland AG, 2020.

[12] Laukkanen JA, Makikallio TH, Rauramaa R,et al. Cardiorespiratory fitness is related to the risk of sudden cardiac death: a population-based follow-up study[J]. J Am Coll Cardiol, 2010, 56(18): 1476–1483.

[13] Fihn SD, Gardin JM, Abrams J, et al. 2012 ACCF/AHA/ACP/AATS/PCNA/SCAI/ STS Guideline for the diagnosis and management of patients with stable ischemic heart disease: a report of the American College of Cardiology Foundation/American Heart Association Task Force on Practice Guidelines, and the American College of Physicians,

American Association for Thoracic Surgery, Preventive Cardiovascular Nurses Association, Society for Cardiovascular Angiography and Interventions, and Society of Thoracic Surgeons[J]. Circulation, 2012, 126(25): 3097–3137.

[14] Members TF, Montalescot G, Sechtem U, et al. 2013 ESC guidelines on the management of stable coronary artery disease The Task Force on the management of stable coronary artery disease of the European Society of Cardiology[J]. Eur Heart J, 2013, 34(38): 2949–3003.

[15] Thompson PD, Myerburg RJ, Levine BD, et al. Eligibility and disqualification recommendations for competitive athletes with cardiovascular abnormalities: task force 8: coronary artery disease: a scientific statement from the American Heart Association and American College of Cardiology[J]. Circulation, 2015, 132(22): e310–e314.

[16] Wan W, Powers AS, Li J, et al. Effect of post-myocardial infarction exercise training on the renin-angiotensin-aldosterone system and cardiac function[J]. Am J Med Sci, 2007, 334(4): 265–273.

[17] Lawler PR, Filion KB, Eisenberg MJ. Efficacy of exercise-based cardiac rehabilitation post-myocardial infarction: a systematic review and meta-analysis of randomized controlled trials[J]. Am Heart , 2011, 162(4): 571–584.e2.

[18] 黄慧玲, 惠海鹏, 王星, 等. 无创血流动力学实践手册 [M]. 北京: 清华大学出版社, 2022.

[19] Mohlenkamp S, Lehmann N, Breuckmann F, et al. Running: the risk of coronary events : prevalence and prognostic relevance of coronary atherosclerosis in marathon runners[J]. Eur Heart J, 2008, 29(15): 1903–1910.

[20] Merghani A, Maestrini V, Rosmini S, et al. Prevalence of subclinical coronary artery disease in masters endurance athletes with a low atherosclerotic risk profile[J]. Circulation, 2017, 136(2): 126–137.

[21] Aengevaeren VL, Mosterd A, Braber TL, et al. Relationship between lifelong exercise volume and coronary atherosclerosis in athletes[J]. Circulation, 2017, 136(2): 138–148.

[22] Lin J, DeLuca JR, Lu MT, et al. Extreme endurance exercise and progressive coronary artery disease. J Am Coll Cardiol, 2017, 70(2): 293–295.

[23] Arnson Y, Rozanski A, Gransar H, et al. Impact of exercise on the relationship between CAC scores and all-cause mortality[J]. JACC Cardiovasc Imaging, 2017, 10(12): 1461–1468.

[24] Radford NB, DeFina LF, Leonard D, et al. Cardiorespiratory fitness, coronary artery calcium, and cardiovascular disease events in a cohort of generally healthy middle-age men: results from the Cooper Center Longitudinal Study[J]. Circulation, 2018, 137(18): 1888–1895.

# 相关图书推荐

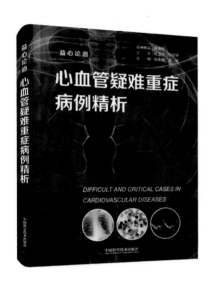

名誉顾问　韩雅玲

主　　审　周玉杰　张抒扬

主　　编　史冬梅　柴　萌

定　　价　168.00元

　　本书收集了来自20余家医院的数十例心血管疑难重症病例。每个病例均包含基本临床资料、总结、知识点拓展及参考文献。这些医院包括：首都医科大学附属北京安贞医院、中国医学科学院阜外医院、中国医学科学院北京协和医院、解放军总医院、北京大学第一医院、北京大学第三医院、北京大学人民医院、首都医科大学附属北京友谊医院、首都医科大学附属北京同仁医院、首都医科大学宣武医院、首都医科大学附属北京朝阳医院、首都医科大学附属北京世纪坛医院、中日友好医院、清华长庚医院、清华大学第一附属医院、航天中心医院及空军特色医学中心等优秀的医疗机构。

　　此书通过深入浅出的分析探讨，帮助读者提高临床诊断治疗思维，获得新知识、新启发，适合心血管专业的临床医师、临床医学生及科研人员分享借鉴，共同进步。

# 相 关 图 书 推 荐

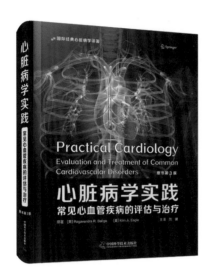

原 著　[美] Ragavendra R. Baliga

　　　　[美] Kim A. Eagle

主 译　刘 健

定 价　298.00 元

　　　本书引进自以出版学术性读物而知名于世的 Springer 出版社，由美国俄亥俄州立大学韦克斯纳医学中心心血管病学教授 Ragavendra R. Baliga 博士及密歇根大学医学院心脏中心 Kim A. Eagle 博士倾力打造。目前本书已更新至第 3 版，一直在心脏医学领域广受好评。本书著者查阅了大量文献并紧跟临床试验的新进展，将心血管疾病按照症状及预防综述、疾病分述、疗法概述的思路进行了完整的梳理，涉猎广泛的同时兼具专业深度和广度，对读者了解心血管系统疾病的基础病理生理机制，理解其相关的外化表现，进行准确诊断及鉴别，给予合理治疗和干预的临床思路有一定的指引作用，适合广大心脏医学领域医务工作者阅读参考。

出版社官方微店